ख़ाद्य मसाले

भाग - १

इतिहास, परम्परा और विज्ञान

सुधीर अहलूवालिया

यह किताब जानकारी देने के इरादे से लिखी गई है।
इसमें मौजूद जानकारियों को किसी डाक्टरी सलाह की तरह न देखें।
कोई भी इलाज शुरू करने से पहले हमेशा किसी पेशेवर चिकित्सक की सलाह लें।

विषय सूची

प्रस्तावना

जैविक और ग्रीन लिविंग (वनस्पति आधारित जीवन शैली) के प्रति आज दुनिया भर का झुकाव बढ़ता जा रहा है। भोजन, पोषण के पूरक पदार्थों, सौंदर्य प्रसाधनों, परम्परागत औषधियों तथा लोक प्रचलित उपचारों में पेड़ पौधों से प्राप्त हर्बल उत्पादों का इस्तेमाल देखा जा सकता है।

यूरोस्टेट के आंकड़ों के अनुसार 2005 में हर्बल उत्पाद का वैश्विक उद्योग बिक्री के स्तर पर करीब 200 अरब डालर तक पहुंच गया। केनेडी (2005) के मुताबिक संयुक्त राज्य अमरीका में 2002 के दौरान 45–64 वर्ष की आयु वाले लगभग 3 करोड़ 82 लाख वयस्कों ने जड़ी–बूटियों और पूरक पदार्थों का इस्तेमाल किया था। इस्तेमाल करने वालों में महिलाओं की दर पुरुषों के मुकाबले अधिक थी (क्रमशः 21.0 प्रतिशत और 16.7 प्रतिशत)।

शिकागो स्थित अनुसंधान फर्म मिन्टेल का आकलन है कि 2012 के दौरान अमरीका में होम्योपैथिक और हर्बल औषधियों की खुदरा बिक्री 2011 की तुलना में लगभग 3 प्रतिशत अधिक यानी 6.4 अरब डॉलर तक पहुंच गई और पिछले पांच सालों में इसमें 16 प्रतिशत बढ़ोत्तरी हो चुकी है। मिन्टेल का पूर्वानुमान है कि 2017 तक इसकी बिक्री बढ़कर 7.5 अरब डॉलर हो जाएगी।

कई उत्पाद जो आज लोकप्रिय हैं उनका एक लम्बा इतिहास है। प्राचीन ग्रंथों में भोजन, सौंदर्य प्रसाधनों, धार्मिक रीति–रिवाजों और औषधियों में इस्तेमाल होने वाले हर्ब्स तथा पेड़–पौधों का जिक्र मिलता है। यह किताब उन वैज्ञानिक प्रमाणों की जांच करती है जो हर्बल उत्पादों के पारम्परिक उपयोग का समर्थन अथवा खंडन करते हैं।

ऐतिहासिक और वैज्ञानिक दृष्टिकोण से इन ग्रंथों की जांच करते हुए मैंने अतीत और वर्तमान तथा इसके साथ ही उन विभिन्न संस्कृतियों और भौगोलिक स्थितियों के बीच मौजूद संबंधों को तलाशने की कोशिश की है, जिनकी चर्चा इस किताब में हुई है।

हर्ब्स पर लिखी गई ज्यादातर किताबें कोई वैज्ञानिक व्याख्या किये बिना ही उनके तरह–तरह के इस्तेमाल बताती हैं। वे इन हर्ब्स की सलाह देने वाले नीम–हकीमों की साख को बढ़ावा देती हैं तथा इस भ्रामक धारणा को और बल प्रदान करती हैं कि हर्बल उत्पादों का कोई साइड इफेक्ट नहीं होता और मनुष्यों के लिए ये पूरी तरह सुरक्षित हैं।

यह किताब मुख्यतः हर्बल विज्ञान में रुचि रखने वाले ऐसे पाठकों को ध्यान में रखकर लिखी गई है जिसमें वैकल्पिक चिकित्सा पद्धति के अध्येता, प्राकृतिक चिकित्सक, हर्बल उत्पादों के निर्माता और व्यवसायी, हर्ब्स उगाने वाले, हर्बल उत्पादों का इस्तेमाल करने वाले, जैविक और ग्रीन लिविंग समुदाय के सदस्य, शोध वैज्ञानिक तथा हर्ब्स की दुनिया पर एक संतुलित वैज्ञानिक नजरिया चाहने वाले हर्ब प्रेमी शामिल हैं।

हर्ब्स और मसाले : वैश्विक व्यापार की समीक्षा

चौथी से पहली सहस्राब्दी ई.पू. के बीच की पांच प्रमुख सभ्यताएं भारत की सिंधु घाटी, आधुनिक ईराक में पड़ने वाली सुमेरियन, मिस्री, क्रीट द्वीप की ग्रीक सभ्यता और हिमालय के उत्तरी हिस्से की चीनी सभ्यता थीं।

सिंधु घाटी तथा पूरे मेसोपोटामिया (जूडा से लेकर मिस्र की नील घाटी तक) के बीच समझौते के साथ ही (लगभग 9000 ईसा पूर्व) भोजन, औषधियों और सौंदर्य प्रसाधनों में हर्ब्स तथा मसालों के प्रयोग की शुरुआत हो गई थी। इसी समय के आसपास एशिया के मध्यपूर्वी क्षेत्रों, हिन्दु कुश तभा पश्चिमी भारत के मैदानी इलाकों में मवेशियों को पालतू बनाने की भी शुरुआत हुई। 3000 ई.पू. तक आते–आते हल्दी, दालचीनी, काली मिर्च और सरसों की खेती होने लगी थी।

इन क्षेत्रों की अर्थव्यवस्था और संस्कृतियों के लिए ये चीजें और इनका व्यापार बेहद जरूरी था। महाद्वीपों के बीच आपसी व्यापार के तीन प्रमुख रास्तों में धूप व्यापार मार्ग (इनसेंस रूट), मसाला व्यापार मार्ग और रेशम व्यापार मार्ग शामिल थे।

मसाला व्यापार मार्ग ने भारत तथा दक्षिण–पूर्वी एशिया को भूमध्यसागर से जोड़ा और इस तरह रोम, ग्रीक, मिस्र और अफ्रीका को भी जोड़ दिया। 2500 ई.पू. से 400 ई.पू. के बीच विलासिता की चीजों और मसालों के सबसे प्रमुख उत्पादक और उपभोक्ता यही क्षेत्र थे।

400 ई.पू. के पहले तक मिस्र और मेसोपोटामिया इस क्षेत्र की सबसे

बड़ी ताकतें थीं। 700 ई.पू. से 200 ई.पू. के बीच भूमध्यसागर से पन्ट तथा अरब के मिथकीय क्षेत्र को जोड़ने वाले धूप व्यापार मार्ग का इस्तेमाल बड़े पैमाने पर किया गया। लकड़ियां, फर, जानवरों के चमड़े और सोना, सोमाली प्रायद्वीप (हार्न ऑफ अफ्रीका) तथा पूर्वी अफ्रीका से आते थे। लोबान और हीराबोल (Myrrh) का उत्पादन अरब करता था।

व्यापारिक मार्ग पर बसे होने के कारण मध्य–पूर्वी जनजातियों ने समृद्धि हासिल कर ली। आगे चलकर जब ग्रीक की राजनीतिक और आर्थिक शक्ति में इजाफा हुआ तो विलासिता की चीजों की उसकी भूख भी बढ़ी। इसके बाद लगभग 200 ई.पू. से 400 ईस्वी तक इस क्षेत्र पर रोमन हावी रहे, उन्होंने इस क्षेत्र की सभी प्रमुख ताकतों को कुचल दिया और उत्तरी अफ्रीका तथा यूरोप के बड़े हिस्सों पर कब्जा कर लिया।

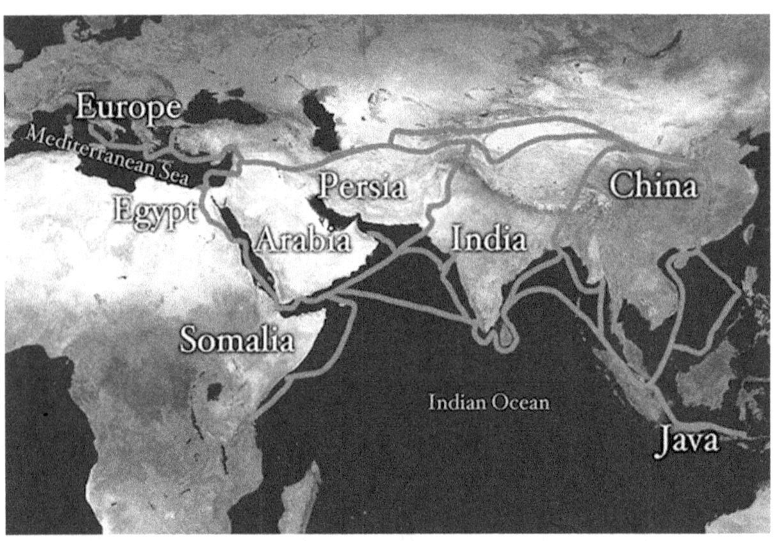

चित्र 1. मसाले का व्यापार मार्ग (नीले रंग में) और सिल्क मार्ग (लाल रंग में)

मसाले के व्यापार से होने वाले मुनाफे के लालच ने यूरोपीय शक्तियों को आकर्षित किया और उन्होंने खोजी अभियान की शुरुआत की। पुर्तगाली नाविक वास्को डी गामा 1498 में केप ऑफ गुड होप के रास्ते भारत के

पश्चिमी तट पर पहुंचा। जब वह काली मिर्च और दूसरे मसालों के साथ वापस लौटा तो इन मसालों की बिक्री ने उसे अभियान की लागत का 6 गुना अधिक मूल्य चुकाया। इस अप्रत्याशित आमदनी ने भारत और यूरोप के बीच समुद्री व्यापार को एक जबरदस्त उछाल दिया तथा इस व्यापार पर नियंत्रण के लिए यूरोपीय ताकतों की आपसी होड़ को उसने और भी तीखा बना दिया।

वास्को डी गामा की यह यात्रा मसाले पैदा करने वाले पूर्वी उपजाऊ क्षेत्र यानी मलूकू (मलाका) द्वीप की पुनः खोज का भी कारण बनी। मालाबार क्षेत्र और साथ ही भारत तथा श्रीलंका के पश्चिमी तटों के मसाला कारोबार को 1511 ई. तक पुर्तगालियों ने नियंत्रित किया। पुर्तगाली राज्य के कुल राजस्व का आधे से अधिक हिस्सा मसाले तथा पश्चिमी अफ्रीकी सोने से प्राप्त होता था।

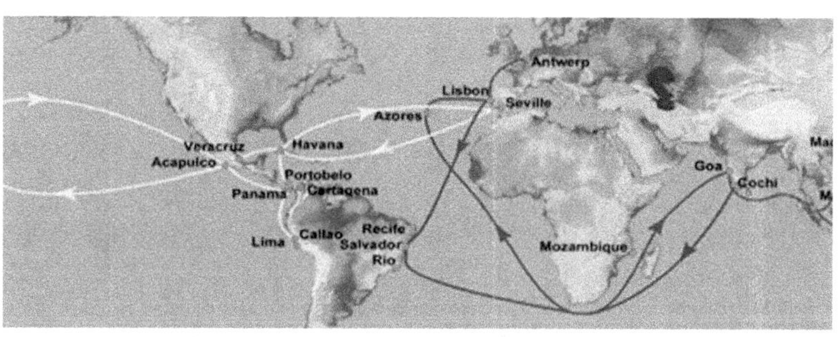

चित्र 2. 16वीं सदी में पुर्तगाली–स्पेनी व्यापार मार्ग

जल्दी ही मसाले के द्वीप (मलूकू द्वीप) पर पुर्तगालियों के इस नियंत्रण को डचों ने चुनौती दी। इस चुनौती ने एक ऐसा युद्ध छेड़ दिया जो 15वीं से 17वीं शताब्दी तक चला और इस क्षेत्र पर डचों के कब्जे के बाद खत्म हुआ। पुर्तगालियों की जगह डचों ने ले ली और उन्होंने स्थानीय आबादी को अनाज की बजाय मसालों के उत्पादन पर मजबूर किया। इसके चलते मलूकू द्वीप की देशी जनता को काफी कष्ट झेलने पड़े। जनसंहार बेहद आम हो गए थे।

इसने समृद्ध ज्वालामुखी क्षेत्र मलूकू द्वीप के पर्यावरण को भी काफी नुकसान पहुंचाया क्योंकि लौंग तथा जावित्री के बागानों ने इसके सदाबहार

देशी जंगलों की जगह ले ली। यूरोप की उपनिवेशवादी ताकतों ने अफ्रीका और ब्राजील में हासिल नए इलाकों के जरिये मसालों की खेती के क्षेत्र को और बढ़ाने की कोशिश की। अतिरिक्त उत्पादन अंततः आपूर्ति की अधिकता और दाम की कमी का कारण बन गया। इसके बाद मसाला उत्पादन घटाकर डचों ने उसकी मांग बढ़ाने की कोशिश की। इसी माहौल में डचों ने मलाका द्वीपसमूह में रन नामक एक छोटे से जायफल उत्पादक क्षेत्र के लिए अंग्रेजों से लेन–देन किया। बदले में अंग्रेजों को भी एक छोटा सा इलाका मिला जो फिलहाल न्यूयार्क का मैनहटन द्वीप है।

इस समय तक स्पेन ने वह क्षेत्र हथिया लिया था जिसमें आज चिली और दूसरे पड़ोसी मुल्क शामिल है, इसलिए चांदी और अन्य खनिज पदार्थ उसकी पहुंच में आ गए थे। बड़े पैमाने पर चांदी के खनन के चलते स्पेन में चांदी के सिक्कों की उपलब्धता में नाटकीय बढ़ोत्तरी हुई। चांदी का बड़ा हिस्सा मसालों के भुगतान के रूप में एशिया चला जाता था। यूरोप के कुल निर्यात में लगभग 75 प्रतिशत हिस्सेदारी के साथ चांदी यूरोप के निर्यात की प्राथमिक चीज बन गई।

18वीं सदी तक प्रचलित लम्बी और खतरनाक यात्राओं के साथ–साथ मसालों का सीमित उत्पादन भी उनकी भारी कीमतों की एक मुख्य वजह था। यात्रा के हर चरण पर बिचौलिए मुनाफा लेते थे, लिहाजा आखिरी उपभोक्ता के लिए कीमतें और भी बढ़ जाती थीं। ज्यादा उत्पादन और आपूर्ति ने मांग और आपूर्ति के संतुलन को बदल दिया।

बड़ी कम्पनियों और एक्सचेंजों के साथ संगठित कॉरपोरेट व्यापार की शुरुआत ने बिचौलियों की संख्या घटाने में मदद की। बेहतर गोदाम, पैकेजिंग और सामानों को यहां से वहां पहुंचाने की बेहतर दक्षता ने भंडारण के खर्च को कम कर दिया और इस तरह जोखिम लाभांश को भी घटा दिया। और अंततः दवाओं और सौंदर्य प्रसाधनों के रसायन आधारित विकल्पों की खोज ने हर्ब्स की मांग में गिरावट ला दी। ऐसे में ज्यों ही सस्ते विकल्प सुलभ हुए हर्ब्स और मसाले केवल अमीरों का विशेषाधिकार नहीं रह गए।

सुधीर अहलूवालिया

सिंधु घाटी

सिंधु नदी के बाढ़ प्रभावित मैदानों, उसकी उपनदियों तथा अरब सागर के आसपास मौजूद तटीय क्षेत्रों के विस्तृत दायरे में सिंधु घाटी सभ्यता बसी हुई थी, जिसमें पश्चिमी भारत के ज्यादातर हिस्से तथा आधुनिक पाकिस्तान, ईरान और अफगानिस्तान भी शामिल थे। सिंधु घाटी के लोग अपने योजनाबद्ध शहरों के लिए जाने जाते हैं, उनमें से कई खुदाई में प्राप्त हुए हैं और उनका काल निर्धारण किया जा चुका है, जैसे मोहेनजो दारो और लोथल का बन्दरगाह शहर। पुरातत्वशास्त्रियों ने हड़प्पा (आधुनिक पाकिस्तान) में वे शहर खोद निकाले हैं जो 2500 ई.पू. से 1800 ई.पू. के बीच बने थे।

इतिहासकारों, दार्शनिकों, वैद्यों, धार्मिक नेताओं और राजनीतिज्ञों ने सिंधु घाटी तथा मेसोपोटामिया, मिस्र, चीन और ग्रीस के बीच व्यापार को दर्ज किया है। इनमें से प्रत्येक क्षेत्र के माल–असबाब और सेवाओं को खतरनाक जानवरों से भरे जंगलों, रेगिस्तानों और प्रतिकूल इलाकों से होते हुए दूर–दराज की यात्राओं से गुजरना पड़ा था।

फारस की खाड़ी के आसपास की बस्तियों से सिंधु घाटी की मुहरें प्राप्त हुई हैं। भारत, श्रीलंका और इंडोनेशिया के उत्पादों में काली मिर्च, इलायची, दालचीनी, जायफल और लौंग समेत लकड़ी, घी, कपड़ा, कीमती पत्थर, और धातु के औजार शामिल थे। मेसोपोटामिया में प्राप्त 2100 ई. पू. का महाकाव्य *गिलगमेस* जो कि कहानियों और कविताओं का संग्रह है, लकड़ी, राल, कपड़े और दूसरे सामानों का जिक्र करता है। यह देवदार से भरे–पूरे एक पहाड़ की तबाही का भी उल्लेख करता है जो उस क्षेत्र में था जिसे हम आज लेबनान के रूप में जानते हैं। इसकी कहानियां बाइबिल में मौजूद अदन के बाग और नूह की बाढ़ के किस्सों जैसी ही हैं। यह प्रमाण बेबीलोन तथा विस्तृत जूडियाई–फिलिस्तीनी क्षेत्र के बीच घनिष्ठ सांस्कृतिक संबंधों की ओर इशारा करता है।

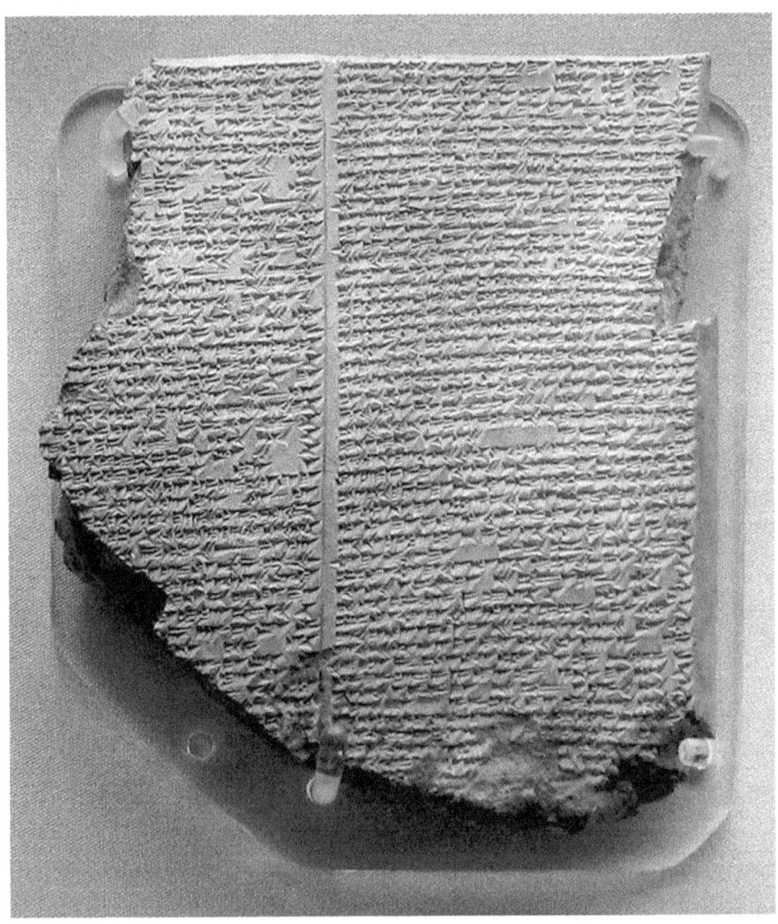

चित्र 3. ''ब्रिटिश म्यूजियम फ्लड टैबलेट'' बेबलस्टोन द्वारा ली गई तस्वीर

खासकर भारत के पश्चिमी तट पर बंदरगाहों की पूरी कतार मौजूद थी, जिसमें साबरमती नदी पर स्थित अब तक प्राप्त सबसे प्राचीन बंदरगाह लोथल (लगभग 2400 ईसा पूर्व) समेत केप कॉमोरिन से लेकर खंभात की खाड़ी तक के बंदरगाह शामिल हैं। आधुनिक केरल के तट पर स्थिति मुजीरिस बंदरगाह भूमध्यसागरीय देशों में निर्यात के लिए एक लोकप्रिय

बंदरगाह था। इसकी मानसूनी जलवायु सदाबहार पेड़–पौधों, दालचीनी, इलायची, चंदन और सागौन की खेती के लिए बेहद अनुकूल थी। मालाबार में काली मिर्च की खेती हजारों वर्षों से की जाती रही है।

जायफल और लौंग मलूकू (मलाका द्वीप) तथा मसाला द्वीप से आए थे जो आज इंडोनेशिया और श्रीलंका का अंग है। श्रीलंका लगातार दालचीनी का मुख्य उत्पादक और निर्यातक बना रहा।

अरब, मेसोपोटामिया, चीन और भूमध्यसागरीय इलाकों से व्यापार के लिए पूर्वी भारत में भी कुछ बंदरगाह थे। चीन को माल सीधे समुद्र के रास्ते भेजा जाता था। भूमध्यसागरीय देशों में माल भेजने के लिए उसे पहले मलक्का के जलडमरू क्षेत्र के रास्ते और फिर पर्सियन गल्फ के समुद्री किनारे से होते हुए उत्तर की ओर भेजा जाता। वहां से मध्यपूर्व और यूरोप भेजे जाने का काम जमीन के रास्ते होता था। एक दूसरा रास्ता भी था, सामान नौकाओं के जरिये फारस की खाड़ी से गुजरते हुए मेसोपोटामिया जाते और वहां से जमीन के रास्ते फिलिस्तीन, मिस्र और यूरोप पहुंचाये जाते थे। ये बहुत आम बात थी कि सामान को अपने निर्धारित स्थान तक पहुंचने में पूरा साल बीत जाए।

सिंधु घाटी का सांस्कृतिक प्रभाव

530 ई.पू. से तीसरी सदी के बीच सिंधु घाटी संक्रमण के दौर से गुजरी। साइरस दी ग्रेट (538–530 ई.पू.), डेरायस प्रथम (521–486 ई.पू.) और सिकन्दर महान (लगभग 325 ई.पू.) जैसे शासकों तथा मौर्य, सेलुसिड और कुषाण (दूसरी सदी ई.पू. से तीसरी इस्वी) जैसे साम्राज्यों ने आसपास के इतिहास और संस्कृतियों को जोड़ दिया।

इसके पश्चिम में असीरिया, मेसोपोटामिया, फिलिस्तीन, जूडिया, ग्रीक, रोम और यूरोप थे। उत्तर में चीन और मध्य एशियाई मुल्क थे तथा पूर्व में भारतीय महाद्वीप और मलूकू द्वीप थे।

सिंधु घाटी के इतिहास में शांतिपूर्ण समय भी रहे, जैसे कि सेल्युसिड साम्राज्य के दौरान तथा आक्रमणों और भौगोलिक–राजनीतिक घटनाओं से

पैदा हुई बाधाएं भी रहीं। आधुनिक शब्दावली ''वैश्वीकरण'' मानव इतिहास के इस दौर पर भी लागू होती है जिसमें विद्वानों, राजाओं, व्यापारियों और धार्मिक लोगों ने फतह हासिल करने, व्यापार करने तथा सांस्कृतिक और धार्मिक नवजागरण के लिए कोशिशें की।

मौर्यों (322–185 ई.पू.) के अभिलेख बताते हैं कि उस समय इस्तेमाल किए जाने वाले मसालों में नमक (जैसे, साधारण, सेंधा, समुद्री, बीडा और सौवर्चला नमक) तथा मसाले (जैसे, लम्बी मिर्च, जीरा, धनिया, लौंग, हल्दी, सरसों) शामिल थे।

कश्यप और वेबर (2010) ने आधुनिक भारत में दिल्ली के करीब मौजूद सिंधु घाटी सभ्यता की एक कब्रगाह फरमाना का अध्ययन किया और 2500 ई.पू. बनाए गए भोजन में हल्दी, अदरक और लहसुन के अवशेष पाए। मैकइंटाश (2008) ने इस संभावना का संकेत किया था कि हड़प्पा के लोग सरसों, धनिया, आम, केपर, लहसुन, हल्दी, अदरक, जीरा और दालचीनी जैसे मसाले खाते थे। ये सभी मसाले वहां स्थानीय तौर पर मौजूद थे। खाना पकाने में तिल और संभवतः अलसी के तेल का भी इस्तेमाल होता था। अनाज और मसालों को पीसने में इस्तेमाल होने वाले पिसाई के पत्थर भी सिंधु घाटी की खुदाई में प्राप्त हुए हैं।

प्राचीन भारतीय परम्परा में वेद (लगभग 1500 ईसा पूर्व) ऐसी पवित्र रचनाएं हैं जिनमें अनुष्ठानों और रोजमर्रा की जिंदगी में देवताओं को प्रसन्न रखने के लिए इस्तेमाल होने वाले मंत्र मौजूद हैं। इनमें आयुर्वेदिक औषधियों में हर्ब्स, पौधों और मसालों के प्रयोग को बड़े पैमाने पर दर्ज किया गया है। उदाहरण के लिए, वेद पवित्र अग्नि के अनुष्ठान यज्ञ का जिक्र करते हैं जिसमें लोग आग जलाते हैं तथा अग्नि और दूसरे देवताओं को प्रसन्न करने के लिए मंत्रों का पाठ करते हैं। अनुष्ठान, मंत्र और हर्ब्स चिकित्सा के अभिन्न अंग थे।

प्राचीन भारत के दो प्रख्यात शल्य चिकित्सकों सुश्रुत और चरक ने संहिताओं की रचना की थी, जिसमें उन्होंने 6वीं शताब्दी ई.पू. के बाद के औषधीय बर्तावों का संकलन किया था। ये रचनाएं कई प्रकार के विकारों को ठीक करने वाली देशी तथा विदेशी हर्ब्स और मसालों का उल्लेख करती

हैं। बीमारियों की रोकथाम तथा सौंदर्य प्रसाधनों के लिए तैयार किये जाने वाले हर्बल नुस्खे भी इसमें शामिल हैं।

सिंधु घाटी सभ्यता के स्थलों से प्राप्त पुरातात्विक प्रमाणों के अध्ययन से पता चलता है कि आयुर्वेद में बताए जाने वाले कई हर्ब्स और पौधे सिंधु घाटी युग (लगभग 2800—1500 ई.पू.) में भी इस्तेमाल होते थे।

मेसोपोटामिया और सुमेरियाई

प्राचीन मेसोपोटामिया क्षेत्र के अंतर्गत आधुनिक ईराक, ईरान, इजराइल, फिलिस्तीन, सीरिया और टर्की आते थे। 5000 से भी अधिक सालों तक मेसोपोटामिया क्षेत्र भारत, चीन, मिस्र, ग्रीक और रोम की महान ताकतों का प्रतिद्वंद्वी रहा। मेसोपोटामिया की जमीन भारत और चीन की पूर्वी सभ्यताओं तथा ग्रीक, रोम और मिस्र की पश्चिमी सभ्यताओं के बीच एक पुल का काम करती थी।

मेसोपोटामिया का पहला ऐतिहासिक साक्ष्य 3500 ई.पू. का मिलता है। तब यह क्षेत्र सुमेर की रियासत और अन्य छोटे राज्यों में बंटा हुआ था। इसके लंबे इतिहास के दौरान इस क्षेत्र पर असीरियों, यूनानियों, पार्थियनों, रोमनों तथा ईरानियों का दबदबा और वर्चस्व रहा। पैगम्बर मुहम्मद की मृत्यु के बाद जल्दी ही यह क्षेत्र मुस्लिम खलीफा के अधीन हो गया। इसके बाद 1215 से 1453 ईस्वी तक इसे मंगोलों ने नियंत्रित किया और लगभग 1450 से 1900 ईस्वी तक इसपर ऑटोमन साम्राज्य की हुकूमत रही।

कूटनीतिक दृष्टि से मेसोपोटामिया—फारसी क्षेत्र प्राचीन रेशम और धूप व्यापार मार्ग पर स्थित था। गेसोपोटामिया हर्ब्स, मसालों, कृषि क्षेत्र के उत्पादों और अन्य वस्तुओं का उपभोक्ता, व्यापारी, उत्पादक और निर्यातक था। धनिया, केसर, लहसुन, मिर्च, पुदीना, हीराबोल, देवदार, लॉरेल, सागौन, तुलसी, आरिगॉनो, रोजमेरी और सोआ इस क्षेत्र में इस्तेमाल होने वाले सामान्य मसाले थे।

1924 ई. में पहली बार प्रकाशित *असीरियन हर्बल* में 660 पट्टियों पर मौजूद बेबीलोन के चिकित्सा संबंधी पाठों (लगभग 2000—3000 ईसा पूर्व) की जानकारियां संकलित की गईं। ये पट्टियां सौंफ, हीराबोल, केसर और

हल्दी जैसे मसालों समेत 250 औषधीय तत्वों का वर्णन करती हैं, जिनमें से कई एशिया से आयातित थे।

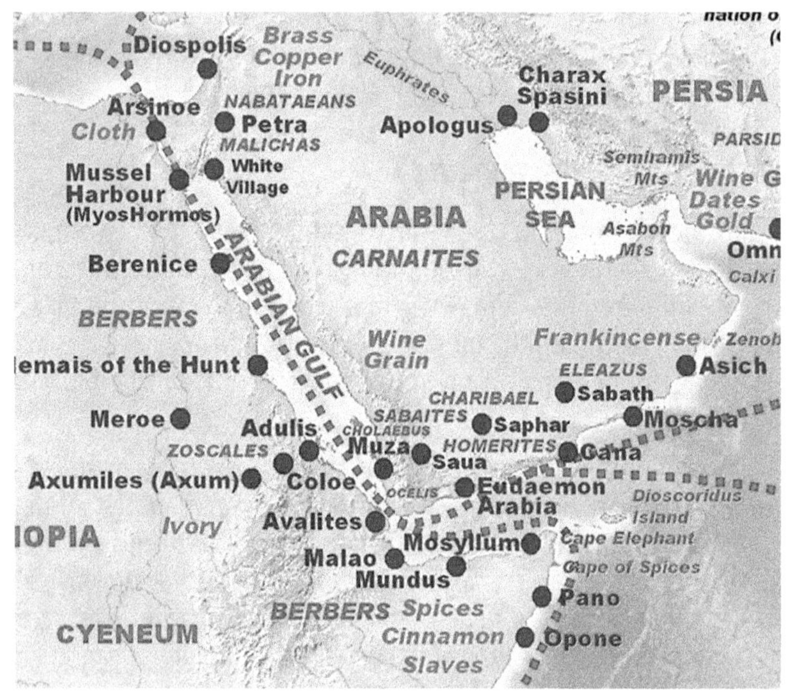

चित्र 4. पेरिप्लस मारिस एरिथाई (लगभग पहली षताब्दी) की पांडुलिपि के अनुसार अरब तथा आसपास (मेसोपोटामिया) का क्षेत्र।

ई.पू. 1722 में राजा हम्मूराबी के शासनकाल के दौरान लागू की गई हम्मूराबी की संहिता ने मेसोपोटामिया की शासन प्रणाली को सूत्रबद्ध किया था। यह संहिता पत्थर की प्लेटों और मिट्टी की पट्टियों पर अंकित की गई थी। हम्मूराबी की संहिता मेसोपोटामिया की दूसरी संहिताओं, जैसे उर नामू की संहिता (लगभग 2050 ई.पू.), एष्नुना का कानून (लगभग 1930 ई. पू.) और इषीन के लिपिट–इष्टर की संहिता (लगभग 1870 ई.पू.) के साथ कुछ समानताएं रखती है। हम्मूराबी की संहिता संभवतः ब्यौरों के मामले में

बाकियों की अपेक्षा काफी विस्तृत है और मेसोपोटामिया में अपनी पहुंच के लिहाज से भी उसका दायरा बहुत व्यापक है।

हम्मूराबी की संहिता में कुछ खास चिकित्सकीय निर्देश मौजूद हैं। उदाहरण के लिए, शल्य चिकित्सकों को इलाज करने की इजाजत थी लेकिन वे 'आंख के बदले आंख' के कानून से बंधे थे; यानी कि अगर मरीज को इलाज की प्रकिया में कोई नुकसान पहुंचता तो बदले में शल्य चिकित्सक को भी अपना अंगूठा, आंख या संबंधित अंग खोना पड़ सकता था। ऐसे में किसी मरीज को चोट पहुंचाना गंभीर सजा का कारण बन सकता था।

शल्य चिकित्सा को हतोत्साहित करने वाला यह कानून शायद हर्बल औषधियों की लोकप्रियता का कारण बना हो। उस दौर के चिकित्सा साहित्य में लगभग 250 पौधों, 120 खनिजों तथा 180 अन्य औषधियों का जिक्र है। चिकित्सा संबंधी बेबीलोन का अब तक ज्ञात सबसे प्राचीन ग्रंथ *ईसाजिल–किन–अप्ली* (लगभग 1069–1046 ईसा पूर्व) अथवा *डाइग्नोस्टिक हैंडबुक* हर्ब्स, धूप और मसालों समेत हम्मूराबी युग में प्रचलित चिकित्सा पद्धतियों और नुस्खों का भी उल्लेख करता है।

आधुनिक ईराक वही क्षेत्र है जहां सुमेरियन रहा करते थे। 80,000 आबादी वाला उरुक शहर सुमेर के सबसे बड़े शहरों में से एक था। 3000 ई.पू. की कीलाक्षरी (क्युनिफॉर्म) पट्टियां इस सभ्यता के बारे में कुछ जानकारी देती हैं। मिट्टी की ये पट्टियां थाइम समेत अन्य खुशबूदार पौधों का उल्लेख करती हैं। जिनमें से इलायची जैसे कुछ मसाले श्रीलंका, भारत और चीन से आयात किये गए थे। मेसोपोटामिया में उगाए जाने वाले पौधों और उनके प्रयोग के विस्तृत हवाले भी इन पट्टियों में मौजूद हैं। उदाहरण के लिए, पहली सहस्राब्दी में प्याज की खेती की जाती थी लेकिन उसपर संभवत. केवल कुलीनों का ही अधिकार था क्योंकि प्याज के वितरण को नियंत्रित करने के लिए एक ऑफिस भी बनाया गया था।

बेबीलोन संबंधी येल के संग्रह की एक पट्टी रसोई में हर्ब्स और मसालों के इस्तेमाल का विस्तृत वर्णन करती है। ऐसा लगता है कि 2200 ई.पू. के आसपास खाना पकाने के लिए तिल और जैतून का तेल सुमेरिया का लोकप्रिय तेल रहा होगा। इत्र, धूप और सौंदर्य प्रसाधनों का एक मुख्य स्रोत

हर्ब्स भी थीं। 1800 ई.पू. के दौरान मरी के मेसोपोटामियाई महल में इत्र बनाने वाले काम करते थे, मरी सीरिया के आधुनिक शहर तेल हरीरी का ही प्राचीन नाम है। फारसी लोगों ने गुलाब, लिली और धनिया से इत्र–फुलेल तैयार किया था। केसर की भी मांग बहुत ज्यादा थी।

लगभग 722 ई.पू. असीरिया और बेबीलोन के राजा मेरोडक बलाडन के पास एक ऐसा बागीचा था जिसमें धनिया, केसर, शाही जीरा, सौंफ, सरसों, मुलैठी, हपुषा जामुन, पुदीना, सोआ, कुसुम्ब, थाइम, हिसप और हींग जैसी 61 प्रजातियों के हर्ब्स और मसाले थे। एक स्रोत यह भी बताता है कि इस बागीचे में मसालों की कटाई केवल चांदनी रातों में की जाती थी क्योंकि ऐसा विश्वास था कि यह हर्ब्स की क्षमता को बनाए रखेगा।

असीरिया के राजा असुर बनिपाल (668–633 ई.पू.) ने भी थाइम, तिल, इलायची, हल्दी, केसर, अफीम, लहसुन, जीरा, ऐनिस, धनिया, सिलफियम, सोआ और हीराबोल जैसे सुगंधित पौधों की एक लम्बी सूची तैयार की थी। छठीं सदी ई.पू. फारस में प्याज, लहसुन और शेलोट्स की चटनियां लोकप्रिय थीं। ऐसा कहा जाता है कि किंग साइरस (559–529 ईसा पूर्व) ने लहसुन के 395,000 बंडल खरीदे थे।

लाल सागर के बंदरगाहों और मेडिटेरेनियन क्षेत्र के रेगिस्तानी जमीनी रास्ते पर अरबी जनजातियों का नियंत्रण था। 900 ई.पू. के आसपास ऊंटों को पालतू बनाए जाने के पहले तक इन धीमे और कष्टकारी रास्तों पर गदहों का इस्तेमाल होता था। अफ्रीका और भारत से मिस्र, ग्रीक, रोम और यूरोप जाने वाले इस रास्ते पर आधुनिक जॉर्डन में पड़ने वाला पेट्रा एक महत्वपूर्ण व्यापारिक केन्द्र था। जब चौथी शताब्दी ई.पू. में सिकन्दर ने मिस्र पर जीत हासिल कर ली तब यूरोप की बाजारों में प्रवेश की जगह अलेक्जेंड्रिया के बंदरगाह ने ले ली। आखिरकार अलेक्जेंड्रिया मसालों, धूप तथा दूसरी वस्तुओं के व्यापार का मुख्य केन्द्र और लाल सागर के बंदरगाहों में सबसे महत्वपूर्ण बन गया।

मेसोपोटामिया और इस्लाम का सांस्कृतिक प्रभाव

7वीं सदी में एक नया और गतिशील धर्म इस्लाम अरबी प्रायद्वीय में

अस्तित्व में आया। भारत, चीन तथा अफ्रीका को ग्रीक, मिस्र एवं रोम की भूमध्यसागरीय ताकतों और अंततः यूरोप के उभरते बाजारों से जोड़ने वाला एक प्रमुख केन्द्र अरब था। लिहाजा अरब ने तेजी से पूरे एशिया, यूरोप और अफ्रीका में अपने प्रभाव का विस्तार किया। अरबी अध्येताओं ने ग्रीक विद्वानों की चिकित्सा संबंधी रचनाओं का अनुवाद किया।

चावल, मेवे, शहद और मिठाइयों की फारसी पसंद को पूरे अरबी प्रायद्वीप, दक्षिणी और मध्य एशिया तथा दक्षिणी यूरोप में अपना लिया गया था। गतिशीलता के इस युग के दौरान अरबी चिकित्सा में अल तबरी (838–870 ई.), अल राजी (रेजस) (846–930 ई.), अल जहरावी (930–1013 ई.), इब्न सीना उर्फ एविसेन्ना (980–1037 ई.), इब्न अल हैथम (960–1040 ई.), इब्न अल नफीस (1213–1288 ई.) और इब्न खाल्दून (1332–1395 ई.) जैसे कई विद्वान उभरे।

इब्न सीना ने एक महान कृति *कैनन ऑफ मेडिसिन* की रचना की थी, जो 12वीं सदी में लैटिन में अनूदित हुई और सदियों तक चिकित्सा की दुनिया पर छाई रही। कैनन ऑफ मेडिसिन का दूसरा भाग 760 औषधीय पौधों और उनके इस्तेमाल समेत 235 उपचारों का जिक्र करता है।

हर्बल चीजों की मदद से नए उपचारों की खोज को पैगम्बर मुहम्मद की शिक्षाओं से और भी बल मिला, उन्होंने कहा था कि ''खुदा ने हमें हर बीमारी का इलाज दिया है।'' (बशर साद, ओमर सैयद 2011) मुस्लिम अध्येताओं ने अरबी प्रायद्वीप, भारत, फारस और चीन की हर्ब्स को औषधियों की सूची में जोड़ा।

हीराबोल और लौंग जैसी पहले से मौजूद औषधियों के सिवाय अरबी लोगों द्वारा पेश की गई नई औषधियों में सेन्ना, कपूर, चंदन, कैसिया, इमली, जायफल और एकोनाइट शामिल थे। सत, गोलियों, टिंक्चर, इन्हेलेशन, सपोजिटरी, सिरप और शरबत आदि के रूप में दवाओं को इस्तेमाल करने के नए तरीके विकसित हुए; इसके अलावा गुलाब और नारंगी के फूलों के इत्र का इस्तेमाल ऐसे रुचिकर पेय बनाने के लिए किया जाने लगा जो मरहम और घाव भरने वाले तेलों की जगह ले सकें। दवाओं के इस्तेमाल से संबंधित आधिकारिक अरबी ग्रंथों ने चीन, फारस, भारत, दक्षिणी एशिया

और उत्तरी तथा पश्चिमी अफ्रीका के विस्तृत क्षेत्रों में पाए जाने वाले हर्ब्स और मसालों को शामिल किया।

अरबी चिकित्सकों ने जांच—परख और पर्यवेक्षण आधारित दवाओं के महत्व पर जोर दिया। अबू बक्र राजेस (846—930 ई.) ने दवाओं की सुरक्षा और प्रभावों को जांचने के लिए जानवरों पर प्रयोग किए। पहला प्रयोग बंदर पर किया गया, यह प्रयोग मानव शरीर पर पारे के प्रभाव को जानने के लिए किया गया था। इन अध्ययनों को आरंभिक नैदानिक (क्लिनिकल) परिक्षणों के रूप में देखा जा सकता है।

19वीं शताब्दी में रासायनिक दवाओं द्वारा हर्बल औषधियों की जगह ले लेने और दवाओं की खोज तथा इलाज का केन्द्र यूरोप में स्थानान्तरित हो जाने तक अरब का प्रभाव लगातार कायम रहा। हालांकि आज जब जैविक और प्राकृतिक विकल्प अधिक लोकप्रिय हो गए हैं, तब भी अरबी औषधियां दुनिया भर में लाखों लोगों के लिए एक सस्ता विकल्प बनी हुई हैं।

अरब यूनियन फॉर एग्रीकल्चर एंड डेवलपमेंट (2000) ने बताया है कि पारंपरिक अरबी औषधियों में इस्तेमाल होने वाले पौधों की 814 प्रजातियों में से 23 अब भी औषधि उद्योग में, 55 त्वचा की देखभाल और इत्र उद्योग में, 34 खाद्य उद्योग और 10 वनस्पति कीटनाशक उद्योग में प्रयोग की जा रही हैं।

मिस्र

मिस्र के आरंभिक राजवंशों की शुरुआत ई.पू. चौथी सहस्राब्दी के उत्तरार्द्ध से होती है। प्राचीन मिस्रवासी मसालों और हर्ब्स का इस्तेमाल पोषण संबंधी फायदों के लिए किया करते थे। मिस्र की रानी हत्शेप्सुत (लगभग 1458 ईसा पूर्व) ने ऐसे सामानों को खरीदने के लिए 6 जहाजों का एक बेड़ा लैंड ऑफ पंट (अफ्रीका का पूर्वी तट) भेजा था। चित्र–लिपियों (हैरोग्लिफ्स) में मिस्र के बंदरगाह पर सामानों और देवदार के पौधों से लदे हुए जहाज प्रदर्शित किये गए हैं। पूर्वी अफ्रीकी देवदार के पौधे बेहद कीमती थे और रानी ने उन्हें मिस्र लाने के लिए जहाजों को अधिकृत किया था ताकि उन्हें स्थानीय स्तर पर रोपा जाए।

पुरातत्वविदों तथा नृतत्वशास्त्रियों ने प्राचीन मिस्र में 3500 ई.पू. के बाद से धनिया, लहसुन, कैसिया, हीराबोल, लोबान और नमक का प्रयोग किये जाने के सबूत खोजे हैं। चित्र–लिपियां पिरामिड के मजदूरों को प्याज और लहसुन खाते दिखाती हैं, ऐसा सोचा जाता था कि यह उन्हें अतिरिक्त ताकत देता है और पाचन संबंधी विकारों से बचाता है। फराओकालीन मिस्रवासी एनीज, जम्बीर, मेथी, सरसों, जीरा, सौंफ, नमक, सोआ, तिल, जायफल और धनिया के प्रयोग के लिए जाने जाते थे।

मरणोपरान्त जीवन (**Afterlife**) की धारणा प्राचीन मिस्रवासियों का एक मुख्य विश्वास था। ममी बनाकर मृतकों को सुरक्षित रखना संपन्न और शक्तिशाली लोगों के बीच आम बात थी। ममी बनाने की प्रक्रिया में आंतों को निकालने के बाद शरीर को नमक के साथ रखकर सुखाना शामिल था। फिर खाली जगह को सुगंधित हीराबोल से भर दिया जाता था।

ग्रीक इतिहासकार हेरोडोटस (484–425 ईसा पूर्व) ने मिस्र में ममी बनाने की प्रक्रियाओं का विवरण दिया है। हर्ब्स और मसालों से भरे मर्तबान तथा कीमती सामान मृतक के साथ कब्र में दफनाये जाते थे क्योंकि ऐसा

विश्वास था कि मरणोपरान्त जीवन में प्रयोग के लिए मृतक के पास सर्वोत्तम वस्तुएं मौजूद होनी चाहिए। हर्ब्स, पेड़ और मसाले उस वक्त की सबसे मूल्यवान वस्तुओं में से थे। मिस्र की रानी हत्शेप्सुत के देवालय की दीवार पर बने एक भित्ति–चित्र में लोबान की बोरियों को उकेरा गया है।

मिस्र का सांस्कृतिक प्रभाव

सबसे प्रसिद्ध चिकित्सों के साथ प्राचीन मिस्र अपने समय का सर्वाधिक विकसित समाज था। दूसरी सहस्राब्दी ई.पू. और उसके बाद इलाज के लिए मिस्र आना किसी भी साधन संपन्न के लिए बहुत स्वाभाविक था। इस तरह की यात्राएं आज प्रचलित चिकित्सकीय सैर–सपाटों से बहुत अलग नहीं थीं।

प्राचीन मिस्रवासियों और यूनानियों के बीच घनिष्ठ संबंध थे। ग्रीक अध्येता मिस्र की चिकित्सा पद्धतियों को सीखने के लिए अक्सर वहां जाया करते थे। ग्रीक इतिहासकार हेरोडोटस ने मिस्र के बारे में लिखा है कि ''चिकित्सा का उनका पेशा बहुत ही विशेषज्ञता–प्राप्त है। प्रत्येक चिकित्सक केवल एक बीमारी का इलाज करता है। देश चिकित्सकों से भरा हुआ है, कुछ आंख का इलाज करते हैं, कुछ दांत का, कुछ पेट और दूसरी अन्दरूनी बीमारियों के इलाज से संबंधित हैं।'' (हिस्ट्रीज 2, 84) इम्होटेप जिसे मिस्र के सबसे आरंभिक हर्बल चिकित्सक के तौर पर जाना जाता है, मिस्रवासियों और यूनानियों के बीच औषधियों के देवता के रूप में पूजा जाता था। प्राचीन भारत और मिस्रवासियों के बीच व्यापार कम से कम तीसरी शताब्दी ई.पू. जितना पुराना है।

मिस्र के ग्रंथों मे लोबान, हीराबोल, देवदार, गुल मेहंदी, चीड़, मेहंदी, गुग्गल, लेबडानम, गोंद, जुनिपर का फल, इलायची और कैलमस समेत कई हर्ब्स का हवाला मिलता है। इनमें से कई हर्ब्स कैफी (प्राचीन मिस्र में कपेट नाम से प्रचलित) नामक एक ऐसे सुगंधित ऐंटीसेप्टिक पदार्थ के अवयवों में शामिल थीं, जो प्राचीन मिस्र के मंदिरों और अमीरों के घरों में व्यापक तौर पर इस्तेमाल होता था। रामसेस चतुर्थ (लगभग 1155–1149 ई.पू.) के शासनकाल के दौरान लिखे गए ग्रंथ *पैपिरस हैरिस* में कैफी बनाने का एक नुस्खा मौजूद है। *एबर्स पैपिरस* के मुताबिक फराओं की कब्र में प्रचुर मात्रा

में कैफी का छिड़काव किया जाता था ताकि मरणोपरान्त जीवन में वे इसका आनन्द ले सकें।

मिस्र की कई पैपिरी बची रह गईं और वे मिस्र की औषधियों और हर्ब्स के महत्व को जानने की मूल्यवान स्रोत हैं (www.reshafim.org.il/ad/egypt)। इनमें एडविन *स्मिथ पैपिरस, काहुन गाइनॉकोलॉजिकल पैपिरस, बर्लिन मेडिकल पैपिरस, लंडन मेडिकल पैपिरस, हर्स्ट मेडिकल पैपिरस* (जिसमें कई नुस्खे वही हैं जो *एबर्स पैपिरस* में मौजूद थे); और *डेमोटिक*

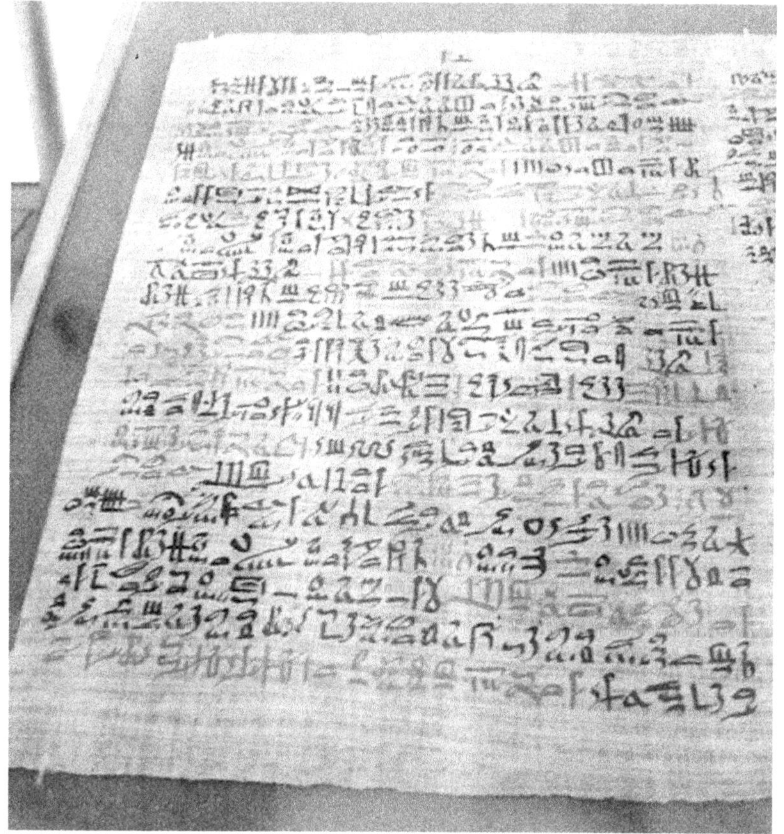

चित्र 5. प्राचीन मिस्र का ऐबर्स पैपिरस (लगभग 1550 ईसा पूर्व), आइंजामेर सुत्ज

मैजिकल पैपिरस ऑफ लंडन एंड लैडेन भी शामिल हैं।

1550 ई.पू. का *ऐबर्स पैपिरस*, सबसे पुराना पैपिरस है। *ऐबर्स पैपिरस* प्राचीन मिस्री चिकित्सकों द्वारा 3400 ई.पू. में इस्तेमाल की जाने वाली औषधीय हर्ब्स की चर्चा करता है। ऐबर्स एक जर्मन एजिप्टोलॉजिस्ट (मिस्र का जानकार) और उपन्यासकार था जिसने 1873 में प्राचीन पैपिरस दस्तावेज खरीदे थे। जर्मनी की युनिवर्सिटी ऑफ लिपजिग में मौजूद ये पैपिरस 876 हर्ब्स और 500 पौधों का जिक्र करता है।

झाड़–फूंक, तंत्र–मंत्र और हर्बल तरीके इलाज के मुख्य साधन थे। मंत्रोच्चारण और प्रार्थनाएं (खासतौर पर चिकित्सा की देवी सेखमेट से) महत्वपूर्ण भूमिका निभाती थीं। ताबीज पहनने और आहार की अहमियत पर जोर दिया गया था : हर्ब्स केवल दर्द कम करती थी जबकि जादू ठीक कर देता था।

एबर्स पैपिरस कहता है कि ''जादू दवाओं के साथ कारगर होता है। दवाएं जादू के साथ कारगर होती हैं।'' यह अफीम, गांजे, हीराबोल, लोबान, सौंफ, कैसिया, सेन्ना, थाइम, मेंहदी, जुनिपर, अलोया, एलो और अलसी तथा अरंडी के तेल का जिक्र करता है। कई चीजें स्थानीय रूप से उपलब्ध थीं, जैसे अरंडी तथा जुनिपर; दूसरी चीजें अफ्रीका और एशिया से आयात की जाती थीं (उदाहरण के लिए, मैंड्रेक, देवदार का तेल, मेंहदी, एलो और लोबान)।

यूनानियों और रोमनों ने मिस्र के ग्रंथों का अपनी भाषाओं में अनुवाद किया था। सदियों तक ग्रीक और रोमन ग्रंथ अरबी तथा यूरोपीय चिकित्सा ग्रंथों के आधार बने रहे।

सुधीर अहलूवालिया

ग्रीस और रोम

2500 ई.पू. तक एजियन समुद्र में क्रीट द्वीप पर एक नई सभ्यता उभर चुकी थी। यह इलाका संभवतः मिनोअन लोगों ने और भी पहले बसाया था, 3000 ई.पू. के आसपास। 16वीं अथवा 17वीं सदी ई.पू. के आसपास सैंटोरीनी ज्वालामुखी के विस्फोट से मिनोअन समाज अचानक तबाह हो गया। महान मिनोअन शहर ज्वालामुखीय गुबार के बादल से ढक गए और 20वीं शताब्दी में ब्रिटिश पुरातत्त्वविद् सर आर्थर इवान्स (1851–1941) द्वारा खोजे जाने तक नामालूम रहे। वहां खुदाई में भव्य महलों और टूटे हुए जहाज के हिस्से मिले हैं जो भूमध्यसागरीय क्षेत्र, संभवत मिस्र, कैनान (आधुनिक लेबनान और सीरिया), अरब तथा जूडिया के साथ सक्रिय समुद्री व्यापार का इशारा करते हैं।

ई.पू. 325 में चीन और मध्य एशिया को ग्रीक तथा उसके आगे के क्षेत्रों से जोड़ने वाले रेशम व्यापार मार्ग के इस्तेमाल को बढ़ाते हुए ग्रीक साम्राज्य फारसी क्षेत्र से सिंधु घाटी तक फैल गया। उस समय के कई ग्रीक दार्शनिकों ने अपने विचारों और पर्यवेक्षणों को दर्ज किया है।

मौर्यकालीन शासक चन्द्रगुप्त के न्यायालय के ग्रीक राजदूत मेगस्थनीज (लगभग 350–290 ई.पू.) ने पाया था कि मुख्यतः धूप, मसालों, कपड़ों, रेशम, धातुओं, कांच के सामानों और दासों का ही आयात और निर्यात होता है। मेगस्थनीज तथा रोमन लेखक और प्रकृतिवादी प्लीनी दी एल्डर (23–79 ईसा पूर्व) ने मसाला उत्पादक क्षेत्र और भारतीय पश्चिमी तट के सबसे लोकप्रिय बंदरगाह मुजीरिस (फिलहाल भारतीय राज्य केरल) का जिक्र किया है।

प्लीनी दी एल्डर दक्षिणी भारतीय साम्राज्य और व्यापारिक केन्द्र पांड्या (आधुनिक समय में दक्षिणी भारत का तमिलनाडु) का भी जिक्र करता है, जिसे लगभग 600 ई.पू. से 1700 ईस्वी तक उत्तराधिकार प्राप्त राजाओं ने

शासित किया था। पांडियन बंदरगाह दक्षिण–पूर्वी एशिया तथा लाल सागर के मिस्री बन्दरगाहों (जो उस समय रोम की राजशाही के नियंत्रण में थे) के बीच होने वाले मसाला व्यापार के रास्ते में पड़ने वाले बंदरगाह थे। स्ट्रैबो ने जिक्र किया है कि पांडियन राजा और सीजर ऑगस्तस के बीच कूटनीतिक संबंध थे।

हिप्पेलस पहली सदी का एक ग्रीक नाविक था जो भारत और लाल सागर के बीच सीधा रास्ता खोजने वाला शायद पहला नाविक रहा हो। हिंद महासागर के आर–पार तेज आवागमन के लिए जहाजें सालाना मानसूनी हवाओं का इस्तेमाल करती थीं। इस छोटे और तेज रास्ते ने वैश्विक व्यापार के कारोबार को लाभ पहुंचाया। मानसूनी बहाव जब उल्टा होता तो नाविक अरब से भारत की ओर वापस लौटते थे। पहले चरण में लगभग दस दिनों का वक्त लगता जबकि वापसी की यात्रा को पूरा होने में करीब एक साल लग जाता था। दूसरे विद्वानों का दावा है कि मानसूनी व्यापार मार्ग की खोज अरबी लोगों ने बहुत पहले, लगभग पहली शताब्दी में ही कर ली थी।

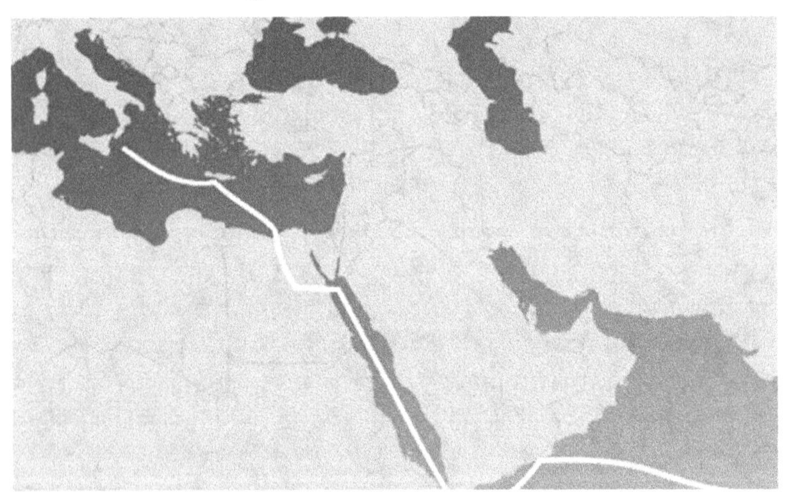

चित्र 6. इटली से भारत का मार्ग, मॉर्न द्वारा

रोमवासी मसालों के मुख्य उपभोक्ता थे। जब रोमन साम्राज्य के उभार से खपत का केन्द्र पश्चिम की ओर खिसका तो भूमध्यसागरीय बंदरगाह

(जैसे, आधुनिक ट्यूनीशिया में कार्थेज) महत्वपूर्ण बन गए। भारतीय पुरातत्व सर्वेक्षण तथा कभी–कभी दक्षिण भारत के पश्चिमी और पूर्वी तटों पर रहने वाले ग्रामीणों द्वारा की गई खुदाई में प्राप्त पहली शताब्दी के सोने और चांदी के रोमन सिक्कों से पता चलता है कि उस वक्त सोने और चांदी के सिक्के मुद्रा के रूप में इस्तेमाल होते थे।

जब रोमन बंदरगाहों पर मसालों की कीमतें अपने बाजार मूल्य से सौ–गुना अधिक बढ़ गईं और भारत से मसालों की आपूर्ति में भी बढ़ोत्तरी हो गई तो ग्रीक, रोम और भारत के बीच एक व्यापारिक असंतुलन की स्थिति पैदा हुई। प्लीनी दी एल्डर ने आकलन किया कि यह असंतुलन 20 लाख मिलियन दीनार (लगभग 3.2 मिलियन डॉलर जितना) का रहा होगा; उस समय के लिहाज से यह बहुत बड़ी रकम है। ज्यादातर व्यापार हिंद महासागर के तट पर मौजूद दक्षिण–पूर्वी बदंरगाहों से हुआ था। भारत ने रोम को मसालों, हर्ब्स, घी, लकड़ी और कपड़ों का निर्यात किया। रोम ने सोने, चांदी और कांच के सामान भारत को निर्यात किए।

यह सक्रिय व्यापार छठीं शताब्दी में रोमन साम्राज्य के पतन तथा यूरोपीय व्यापारिक केन्द्र के पश्चिम की ओर क्रमशः कांस्टैंटिनोपल (अब इस्तांबुल) और फिर वैनिस में स्थानान्तरित होने तक जारी रहा। आखिरकार ये बंदरगाह पूरे यूरोप को सेवाएं मुहैया करने लगे।

मध्य–पूर्व तथा पश्चिमी एशिया में इस्लामिक साम्राज्यों के उभार ने भारत और यूरोप के बीच होने वाले व्यापार को तब तक चुनौती दी जब तक कि फारस, मध्य–पूर्व और यूरोप में मंगोलों के आक्रमण ने इसे पूरी तरह रोक नहीं दिया। तुर्की शासन 1300 ई. में अनातोलिया (आधुनिक टर्की) में आरम्भ हुआ और धीरे–धीरे मध्य–पूर्व, यूरोप और मिस्र तक फैल गया। 1453 में कांस्टैंटिनोपल तुर्की के अधीन हो गया और इस तरह गराला व्यापार का नियंत्रण भी तुर्की के हाथों में चला गया। राजनीतिक उथल–पुथल और यातायात का जोखिम व्यापार में कमी तथा मसालों की कीमतों में तेज वृद्धि का कारण बन गया। लिहाजा एक पौंड जायफल यूरोप में सोने से ज्यादा कीमती बन गया।

ग्रीक और रोम का सांस्कृतिक प्रभाव

यूनानियों और फिर रोमनों के प्रभुत्व ने उत्तरी अफ्रीका से लेकर पश्चिमी यूरोप तक पूरे क्षेत्र के जीवन, संस्कृति, भोजन और चलन को प्रभावित किया। क्षेत्रीय व्यंजनों में मसालों का प्रयोग बड़े पैमाने पर किया जाता था। जो लोग काली मिर्च, दालचीनी, जायफल तथा अन्य महंगे आयातित हर्बल उत्पादों का खर्च उठा सकते थे, वे उन्हें भोजन, सौंदर्य प्रसाधनों और दवाओं में इस्तेमाल करते थे। दूसरे लोग खाने–पीने की चीजों में सोआ, धनिया और रोजमेरी जैसी क्षेत्रीय हर्ब्स का प्रयोग करते थे।

आरंभिक ग्रीकवासी प्रकृति को चिकित्सा की देवी मानते थे। अपोलो का पुत्र एस्क्यूलेपियस चिकित्सा का ग्रीक देवता था। बीमारी को ग्रीक लोग दैवीय दंड और इलाज को ईश्वर के उपहार के तौर पर देखते थे। खुद को ठीक करने की शरीर की प्राकृतिक क्षमता (पेप्सिस) ग्रीक चिकित्सा का आधार थी। संतुलित आहार और व्यायाम पर जोर देने वाली पोषण और रहन–सहन की आधुनिक चिकित्सा कुछ मायनों में प्राचीन ग्रीक तथा रोमन परम्परा से विकसित हुई है। यह भी एक प्रचलित विश्वास था कि सामाजिक हैसियत और जेंडर इलाज में महत्वपूर्ण होते हैं। स्वास्थ्यवर्द्धक भोजन और आराम अमीरों को सुलभ था और इसलिए वे स्वस्थ होते थे।

ग्रीक–रोमन दवाएं यूनानी कहलाती हैं। निदोस स्कूल सबसे शुरुआती ग्रीक चिकित्सा संस्थान था, जिसकी स्थापना निदोस में लगभग 700 ई. पू. हुई थी। चिकित्सा के जनक कहे जाने वाले हिप्पोक्रिटीज (लगभग 470–360 ई.पू.) ने आगे चलकर कोस में अपना चिकित्सा संस्थान खोला था। हिप्पोक्रिटीज ने पौधों का संग्रह करते हुए, स्थानीय व्यवहारों से सीखते हुए और इलाज के विभिन्न उद्देश्यों के लिए पौधों का इस्तेमाल करते हुए दूर–दराज की यात्राएं कीं। इन चीजों को बहुज ही व्यवस्थित ढंग से दर्ज किया गया था।

उत्तर पाने के लिए उसने धर्म की बजाय पर्यवेक्षण और तर्क का इस्तेमाल किया। उसने आग्रह किया कि पुजारी और चिकित्सक अलग–अलग रहें। वह इलाज के लिए मरीज के वातावरण का भी खयाल रखता है। इस तरह हिप्पोक्रिटीज ने मानव शरीर पर आधारित एक अखंड चिकित्सा का निर्माण

किया और उसने मौजूद चिकित्सा पद्धतियों के इस्तेमाल पर जोर दिया।

बीमारियों के पीछे प्राकृतिक कारण होते हैं न कि दैवीय यह विचार हिप्पोक्रिटिक चिकित्सा में एक महत्वपूर्ण विकास था। भोजन में परहेज, व्यायाम, ह्यूमर्स (शारीरिक तरल) और शुद्धीकरण आदि के उद्भव का श्रेय हिप्पोक्रिटिक चिकित्सा को दिया जा सकता है। शुद्धीकरण में रक्तस्राव, वमन, मलरेचन, मूत्रवर्द्धन और एनीमा की विधियां शामिल थीं।

हिप्पोक्रिटीज का कहना था कि ''अपने भोजन को दवा और दवाओं को अपना भोजन बन जाने दो।'' वह वातावरण और रहन–सहन के बीच एक संतुलन में विश्वास करता था। इनमें से कई धारणाएं आज भी प्रासंगिक हैं।

हर्बल औषधियों की शुरुआत लगभग उस समय हुई जब अरस्तू के एक छात्र थियोफ्रेस्टस (लगभग 371–287 ई.पू.) ने प्रकृति, खासतौर पर पौधों और जानवरों के व्यवहार और उनकी विशेषताओं का निरीक्षण करना आरम्भ किया। थियोफ्रेस्टस ने 540 जानवरों का वर्गीकरण किया और वनस्पति विज्ञान पर किताबों की एक श्रृंखला लिखी थी, उनमें से 9 बची रह गई हैं। वे काली मिर्च, दालचीनी, हीराबोल, लोबान, बरगद तथा कई स्थानीय ग्रीक पौधों का जिक्र करती हैं। उसने अध्ययन के लिए अपने अलावा यात्रियों – जैसे सिकन्दर महान के शासनकाल के दौरान एशिया से आने वाले पर्यटकों – के निरीक्षणों का भी सहारा लिया। उसकी रचना *हिस्टोरिया प्लेनेटेरियम* वनस्पति विज्ञान के सबसे प्रमुख प्राचीन योगदानों में से एक मानी जाता है।

जब ग्रीक चिकित्सक रोम की सेवा में चले गए अथवा बुला लिए गए तो आधुनिक चिकित्सा का केन्द्र भी वहीं स्थानान्तरित हो गया। गैलेन (लगभग 129 ई.) एक ग्रीक शल्य चिकित्सक और रोमन नागरिक था जिसने बतौर चिकित्सक रोमन सेना में काम किया था। उसे वनस्पति विज्ञान पसन्द था और अपनी यात्राओं के दौरान उसने पौधों का संग्रह किया था। प्लीनी की रचना *हिस्टोरिया नेचरेलिस* 1000 से अधिक पौधों के चिकित्सकीय इस्तेमालों का वर्णन करती है। इसे चिकित्सा की एक बुनियादी रचना तथा दवा उद्योग का मानकीकरण करने वाले सबसे शुरुआती ग्रंथों में से एक माना जाता है।

11वीं सदी के आखिर में क्लासिकी ग्रंथों के अनुवादों (मुख्यतः अरबी

से लेकिन मूल ग्रीक से भी) की एक श्रृंखला ने हिप्पोक्रिटिक–गैलेनिक परम्परा को पश्चिम में पुनर्जीवित कर दिया। रेनेसां के दौरान गैलेन और हिप्पोक्रिटीज के ऐसे कई अनुवाद सुलभ हो गए जो सीधे ग्रीक (बाइजैन्टाइन पांडुलिपियों) से किए गए थे।

डियोस्कोरीड्स (लगभग 40–50 ई.) रोमन सेना का एक शल्य चिकित्सक था। हर्बल औषधियों पर उसका लेखन 1500 वर्षों तक संदर्भ ग्रंथ का काम करता रहा। उसकी किताब *दे मैटेरिया मेडिका* 600 हर्ब्स का जिक्र करती है। 19वीं सदी तक इसने पश्चिमी फार्माकोपिया (औषधियों के आधिकारिक ग्रंथ) का आधार तैयार करने का काम किया था। यूरोपीय हर्बल चिकित्सा पर इस रचना के प्रभाव ने हिप्पोक्रिटिक कॉर्पस के प्रभाव को ग्रस लिया। यह सुगंधित तेलों और इलायची, कैसिया, सेन्ना, लहसुन, लीक, दालचीनी, गिलीड के बाम, हॉप्स, गोंद, प्याज, कैपर, सरसों, लीकोरिस, विलायती जीरा, जीरा, अजमोद, लोवेज और सौंफ जैसे पौधों से बने मरहमों के इस्तेमाल का जिक्र करती है।

रोमवासी स्वच्छता का खास ध्यान रखते थे और साफ–सुथरे तथा एंटीसेप्टिक माहौल को वरीयता देते थे। गर्म और अनुकूलित किए गए झरनों के इर्द–गिर्द हॉस्टलों, स्नानगृहों और व्यायामशालाओं की सुविधाओं से लैस कई स्पा परिसरों का निर्माण किया गया था। उन्होंने कस्बों और सैन्य किलों में स्नानगृह और फ्लश वाले शौचालय बनाए थे तथा रोम को साफ पानी मुहैया कराने के लिए नहरों का भी निर्माण किया था, जिनमें से कुछ आज भी काम कर रही हैं।

पौधों को कई मिथकीय गुणों से जोड़ दिया गया था और उन्हें महत्वपूर्ण संकेतों के रूप में देखा जाता था। रोमनों ने वाइन, बाम, तेल, स्नान उपचार, पुल्टिस और चिकित्सकीय प्लास्टरों में मिलाकर उनका प्रयोग किया था। वे बुरे सपनों से बचने, हाजमा दुरुस्त रखने और मिर्गी के दौरों से बचने के लिए तकिये के करीब एनीज लटका देते थे। वे तुलसी को प्रेम और उर्वरता के प्रतीक के रूप में देखते थे। तेजपत्ते को सौभाग्य लाने तथा शैतानों से रक्षा करने वाला बताया जाता था।

यूरोपीय न्यायाधीश कैदियों द्वारा लाई गई बीमारियों से खुद को बचाने

के लिए अपनी अदालतों में रोजमेरी जलाते थे। युद्ध, जॉस्ट (भालों के साथ घुड़सवारों के युद्ध की प्रतियोगिता) तथा खेलों के विजेताओं को सम्मानित करने के लिए लारेल के सुन्दर ताज प्रयोग किये जाते थे। केसर से भरे तकिये खुमारी उतारने के लिए इस्तेमाल किये जाते थे। शवयात्रा के दौरान रास्तों पर सुगंधित मसालों का छिड़काव होता था। संपन्न लोग इत्र के रूप में और तेल के दीपकों में खुशबू के लिए पूर्वी सुगंध का इस्तेमाल करते थे। श्रीलंका और भारत से आयातित दालचीनी अपनी खुशबू के कारण मूल्यवान थी और पवित्र मानी जाती थी।

चौथी अथवा पांचवी सदी के एक भोजन विशेषज्ञ एपीसियस ने पाक कला की 10 किताबें लिखीं जिनके व्यंजनों में काली मिर्च, हल्दी और अदरक जैसे आयातित भारतीय मसालों के साथ–साथ ऐनीज, तुलसी, विलायती जीरा, धनिया, सौंफ, लहसुन, तेजपत्ता, जीरा, सोआ, अजमोद, जम्बीर और खसखस जैसे स्थानीय मसालों का प्रयोग किया गया था। काली मिर्च खासतौर पर मूल्यवान थी, यहां तक कि वो यूरोप में किराए और कर अदा करने के लिए मुद्रा के तौर पर भी इस्तेमाल होती थी। कहा जाता है कि चौथी शताब्दी में जब अटीला दी हन ने रोम पर आक्रमण किया तो उसने शहर को बर्बाद न करने के एवज में 3000 पाउंड काली मिर्च की मांग की थी।

चीन

शिक्षा, नवीनता, विज्ञान और राजनीति पर विशेष ध्यान देने वाला चीनी राज्य सिंधु घाटी के उत्तर तथा पूरे हिमालय तक बसा हुआ था। चीनी हान साम्राज्य और मलाका लोगों के बीच एक सक्रिय व्यापार जारी था। इसकी वजह ज्यादातर लौंग, जायफल और जावित्री जैसे आयातित मसाले थे, जो मलूकू द्वीप के इन्डोनेशियाई उत्पादकों से आते थे। अन्य रास्ते जो मलाका जलडमरूमध्य से भारत के पूर्वी बंदरगाह, दक्षिण से श्रीलंका, तथा उत्तर से पश्चिमी भारत में केप कॉमोरिन और मध्यपूर्व को जाते थे, वे रास्ते ग्रीस, मिस्र और रोम से व्यापार को मुमकिन बनाते थे। इस व्यापार को मुख्यतः मलय, चीनी, भारतीय, अरबी और अफ्रीकी संचालित करते थे, हालांकि खुद चीन मसालों का मुख्य निर्यातक नहीं था।

चीन का सांस्कृतिक प्रभाव

चीनी लोगों ने हजारों वर्षों तक कई चीजों में हर्ब्स का इस्तेमाल किया है। प्राचीन काल से चली आ रही चीनी हर्बल उपचार पद्धति आज भी एक शानदार उद्योग है। चीनी हर्बशास्त्र में 300 से अधिक हर्ब्स मौजूद हैं। सेन नंग का ग्रंथ *क्लासिक हर्बल* (लगभग 2625 ई.पू.) चीन में औषधि के तौर पर पौधों के इस्तेमाल का अब तक ज्ञात सबसे प्राचीन संदर्भ है। कन्फ्यूशियस (551–479 ई.पू.) ने अपने *एनालेक्ट्स* में एक खाद्य सामग्री के रूप में अदरक का जिक्र किया है।

ईसा पूर्व 300 के आसपास चीन के दरबारी लोग सम्राट के सामने पेश होते वक्त मुंह में लौंग रखा करते थे ताकि उनकी सांस की ताजगी बनी रहे। चीन के क्वेलिन प्रान्त का नाम कैसिया (क्वे) के उन जंगलों की वजह से पड़ा था, जो 216 ई.पू. वहां बड़ी मात्रा में उग आए थे। दालचीनी की तुलना में कैसिया सस्ता था और न केवल तब, बल्कि आज भी यह दालचीनी

का विकल्प है। 5वीं सदी में भोजन की सुरक्षा तथा स्कर्वी रोग से बचाव के लिए चीनी जहाज अपने साथ अदरक के पौधे रखा करते थे।

चीनी चिकित्सा का एक अन्य प्रसिद्ध ग्रंथ *हवेंगडी निएजिंग* (दी येलो एम्परर्स क्लासिक ऑफ इन्टर्नल मेडिसिन) हान वंश के दौर का है। यह ग्रंथ स्वास्थ्य और पर्यावरण पर आधारित भोजनों की सिफारिश करता है। यिन (Yin), येंग (Yang) और ची (Qi, जीवन शक्ति) के बीच संतुलन कायम रखना इस रचना का केन्द्रीय सिद्धांत है। उदाहरण के तौर पर, ठंडे मौसम में जब ची का स्तर गिर जाता है और यिन में बढ़ोत्तरी होती है तब यान (Yan) भोजन की सिफारिश की गई है। गर्मियों में जब यिन का स्तर घटता है और यान का बढ़ जाता है तो कहा जाता है कि यिन भोजन खाने चाहिए।

पारम्परिक चीनी चिकित्सा हर्ब्स को शीतल, सर्द, गर्म और तप्त चार श्रेणियों में बांटती है। गर्म और तप्त हर्ब्स उन बीमारियों का इलाज करती हैं जिन्हें शीतल अथवा सर्द माना जाता है, यही पद्धति बाकी दोनों श्रेणियों पर भी लागू होती है। कड़वी हर्ब्स में शीतलता का गुण होता है, और इसलिए वह आराम की कमी के चलते पैदा होने वाली शारीरिक गर्मी को ठीक कर सकती है। तीखे स्वाद वाली हर्ब्स शरीर को अस्त–व्यस्त कर देने वाला गुण रखती हैं लिहाजा वे बुखार का इलाज करती हैं।

अमेरिका

मूल अमेरिकी और दक्षिण अमेरिकी लोक संस्कृतियां इन क्षेत्रों के यूरोपीय उपनिवेश बनने से पहले की हैं। अन्य प्राचीन समाजों की तरह उन्होंने भी हर्ब्स, पेड़–पौधों तथा प्रकृति से आहार और प्रेरणा प्राप्त की। उत्तरी अमेरिकी जनजातियां शरीर, दिमाग, और आत्मा की अखंडता में विश्वास रखने वाले एक व्यापक चिकित्सा सिद्धांत का पालन करती थीं। यह नजरिया आयुर्वेद, यूनानी और पारम्परिक चीनी चिकित्सा सिद्धांतों से समानता रखता है।

अमेरिकी इंडियन और दुनिया के दूसरे क्षेत्र के लोगों में कुछ साझी विशेषताएं मिलती हैं। उदाहरण के लिए, वे समान पौधों का इस्तेमाल करते थे, जैसे *मेंथा पाइपेरिटा*, वर्मवुड, एलो वेरा, जिन्सेंग, *ग्लिसिरीजा ग्लैब्रा* (मुलैठी), देवदार और चीड़। *एकोरस कैलेमस* जिसे बाइबल में कैलेमस कहा गया है, उत्तरी अमेरिका का एक महत्वपूर्ण औषधीय पौधा था। वे भी इलाज के लिए नृत्य और अनुष्ठानों का प्रयोग करते थे। हिप्पोक्रेट्स जैसे आरंभिक ग्रीक अध्येताओं से इस सोच के तार जुड़ते देखे जा सकते हैं।

भारत में वेद भी इलाज के लिए मंत्रों के इस्तेमाल पर जोर देते हैं। मिस्र में भी ऐसी ही परम्परा थी, वहां जादू और मंत्र इलाज का अभिन्न अंग थे। प्राचीन यूरेशियाई सभ्यताएं व्यापक तौर पर अनाज, फल, सब्जियों और मसालों का तथा थोड़ी मात्रा में सी–फूड और मांस का प्रयोग करती थीं। उत्तरी अमेरिकी इंडियन लोग बिना मसाले या थोड़े–बहुत मसाले के साथ ज्यादा मांस वाला भोजन करते थे। स्थानीय फल खूब खाए जाते थे, जैसे ब्लूबेरी, कैनबेरी, स्ट्रॉबेरी, जंगली परसिमन, जंगली आलूबुखारा, शाहबलूत, मेवा और मक्का। इसके अलावा, जहां ऐशियाई और मध्यपूर्वी सभ्यताएं विजय और व्यापार के जरिये दूसरी संस्कृतियों से परस्पर संपर्क कर रही थीं, वहीं अथाह समुद्र अमेरिका को यूरेशियाई महाद्वीपों से अलग कर देता था।

इंका और माया के शहरी साम्राज्यों समेत लैटिन अमेरिका के जंगलों

तथा विस्तृत मैदानों में करीब 400 जनजातियां रहती थीं। इन क्षेत्रों के लोग उष्णकटिबंधीय भूमि तथा शीतोष्ण पहाड़ी इलाकों की समृद्ध प्राकृतिक देन पर निर्भर थे। मक्का, कसावा, टमाटर, हरी मिर्च, अनानास, पपीता, अमरूद, आम, नारियल, कृष्णा फल, चीज, गिनी पिग और मछली आदि स्थानीय लोगों के आहार थे।

वर्षावनों में पैदा होने वाली हर्ब्स और पेड़—पौधे, दवाओं तथा पेय—पदार्थों में इस्तेमाल होते थे। कोकोआ के बीज (थियोब्रोमा ककाओ) और ग्वायूसा (इलेक्स ग्वायूसा) के पत्ते एंटीऑक्सिडेंट और कैफीन के प्रमुख स्रोत थे। दूसरे जंगली फल, जैसे केमू केमू (मिर्सिएरिया डूबिया) विटामिन सी का स्रोत थे। बार्क ऑफ कैट्स क्लॉ (अंकारिया टोमेन्टोसा), कैट्स क्ला (इरिडुलिया कैटिगुआ) और कई अन्य पौधे दवाओं में प्रयोग होते थे। अमेरिका के मूलवासियों को विस्थापित कर देने वाली जीत और आप्रवासन ने इन जनजातीय परम्पराओं को नष्ट कर दिया। यूरोपीय अप्रवासी नई जानकारियां और परम्पराएं लेकर आए, लेकिन इन क्षेत्रों की विरासत को बचाने की चुनौती अब भी बनी हुई है।

रसोई की चुनिंदा हर्ब्स

खाना पकाने के तजुर्बे को और भी बेहतर बनाने में हर्ब्स और मसाले हजारों सालों से महत्वपूर्ण भूमिका निभाते रहे हैं।

प्राचीन व्यंजन

मैक कॉर्मिक साइंस इंस्टिट्यूट के दस्तावेजों के अनुसार भोजन के अलावा हर्ब्स की सबसे महत्वपूर्ण भूमिका इलाज में थी। ग्रीक, रोमन, मिस्री, मेसोपोटामियाई, अरबी और भारतीय ग्रंथों में आयातित मसालों, खासकर भूमध्यसागरीय क्षेत्र के बाहर से आए हुए मसालों की महंगी कीमतों के कई संदर्भ मिलते हैं। जैसा कि पहले अध्याय में बताया गया है कि पहली सहस्राब्दी ई.पू. और उसके बाद की कुछ शताब्दियों तक मसाले के शानदार व्यापार को फिनीशियाई लोगों ने नियंत्रित किया, वे लैंड ऑफ पंट तथा भारत से मसाले ले जाते और उनकी महंगी कीमतें वसूलते थे।

प्राचीन मिस्री भोजन

हालांकि मिस्र, मसाला व्यापार मार्ग पर पड़ता था और लाल सागर में उसके कुछ बंदरगाह भी थे, फिर भी लैंड ऑफ पंट, मलाका द्वीप (आधुनिक इंडोनेशिया) तथा भारत से आयातित हर्ब्स और मसाले ज्यादातर लोगों के लिए काफी महंगे थे। पालतू पक्षियों और मांस की दावतों में भोजन को ज्यादा बेहतर बनाने के लिए दालचीनी, काली मिर्च, हीराबोल और लोबान

का इस्तेमाल केवल समृद्ध लोग ही कर सकते थे। मिस्र के कई प्रमुख पुरातात्विक स्थलों से इन भव्य दावतों की पेंटिंग्स प्राप्त हुई हैं। प्राचीन मिस्री लोगों के ज्यादातर व्यंजन काफी सीधे–सादे थे।

हेरोडोटस ने इसका वर्णन इस तरह किया है ''वे मोटे अनाज से बने ब्रेड के टुकड़े खाते हैं, जिसे वे सिलेस्टिस कहते हैं। वे अपनी शराब जौ से बनाते हैं क्योंकि उनके मुल्क में अंगूर नहीं होते। वे कच्ची या धूप में सुखाई हुई या नमक के घोल में संरक्षित की हुई मछलियां खाते हैं।'' (हिस्ट्रीज 2, 77) ज्यादातर मिस्री लोग शाक–पात तथा नील नदी और उसके बाढ़ प्रभावित मैदानी इलाकों से प्राप्त भोजन पर निर्भर थे। जीरा, धनिया, मार्जोरम, सोआ, सिरका और लेट्यूस के बीज जैसे स्थानीय हर्ब्स और मसालों समेत नमक भोजन को स्वादिष्ट बनाने के लिए सबसे ज्यादा प्रचलित था। मिस्र में सरसों की खेती संभवतः मध्य साम्राज्य (लगभग 2000–1700 ई.पू.) के दौर में शुरू हुई। धनिये को कामोत्तेजक औषधि का दर्जा प्राप्त था और उसके बीज को शाश्वत प्रेम तथा विश्वास का प्रतीक माना जाता था, 1000 ई.पू. के आसपास उन्हें कब्रों में रखा जाता था।

प्राचीन ग्रीक और रोमन भोजन

हालांकि ग्रीक और रोमनों ने अपनी विशिष्ट पहचानें कायम रखी थीं, फिर भी भोजन संबंधी उनके रीति–रिवाजों में एक साझापन था। ग्रीस और रोम, दोनों ही भारत से अदरक का आयात करते थे और इलायची को इत्र के रूप में इस्तेमाल करते थे। दोनों ही लहसुन और लीक को कामोत्तेजक औषधी मानते थे। एनीज के स्वाद वाली सौंफ भी लोकप्रिय थी : ग्रीकवासी मानते थे कि यह आदमी को ताकतवर बनाती है और रोमवासियों की राय थी कि यह आंख की रौशनी बढ़ाती है।

रोमनों ने इन्डोनेशियाई लौंग और जायफल का आयात किया, उनका खयाल था कि वे भूख बढ़ाते हैं। रोमवासी गार्निश (खाने के ऊपर सजावटी छिड़काव) करने के लिए पार्सली का इस्तेमाल करते थे, जबकि ग्रीक लोग पार्सली को पवित्र और इसीलिए अखाद्य मानते थे। रोमन लोग सिरके, शहद और काली मिर्च तथा सोआ, धनिआ, सौंफ, पुदीना, ऑरिगेनो, जीरा, केसर,

मिर्टल बेरीज, सेलेरी, तिल, एनीज और लेवेंडर जैसी हर्ब्स के स्वाद वाले सॉस के बेहद शौकीन थे।

ग्रीक व्यंजनों के इतिहास के 3000 साल पुराने चिन्ह देखे जा सकते है। ये व्यंजन, पश्चिमी व्यंजनों से भी पहले के हैं और रोम होते हुए यूरोप और उसके आगे तक फैल गए। प्राचीन ग्रीसवासी अपने सादगी भरे किफायती भोजन के लिये खुद पर गर्व करते थे। ग्रीस के पास एक विस्तृत समुद्री तट था, जाहिर है कि अपने व्यंजनों के लिए वे प्रायः मछलियों और सी फूड पर ही निर्भर थे। शाकाहार प्रचलित था, जिसमें बड़ा हिस्सा गेहूं, जैतून के तेल और वाइन का हुआ करता था। मीट कभी–कभी ही खाया जाता, जबकि मछलियां खाना आम बात थी।

ग्रीक हर्ब्स में ऑरिगेनो, पुदीना, लहसुन, प्याज, सोआ, बे लॉरेल, तुलसी, थाइम और सौंफ शामिल थे। स्टू बनाने के लिए दालचीनी और लौंग का भी प्रयोग किया जाता था। दही, चावल, मिठाइयों, मेवों और तिल से ग्रीक लोगों का परिचय फारसियों ने करवाया। 197 ई.पू. ग्रीस पर रोम की विजय ने ग्रीक व्यंजनों में सॉस और पास्ते की शुरुआत की। रोम के भोजन में भी सब्जियां अधिक और मांस कम हुआ करता था तथा दूसरे देशों के साथ हुए सांस्कृतिक आदान–प्रदान का प्रभाव भी इस पर पड़ा था।

प्राचीन रोमन व्यंजन संभवतः प्राचीन व्यंजनों में सबसे अधिक दिलचस्प थे। आरंभिक रोम में सामाजिक वर्गों के बीच खान–पान के अंतर कम हुआ करते थे। जब रोम ने अन्य क्षेत्रों पर (उदाहरण के लिए, ग्रीस, मिस्र, असीरिया, फारस, यूरोप) विजय हासिल की तथा अधिक समृद्ध हो गया तो इसके व्यंजनों में भी विकास हुआ। अलेक्जेंड्रिया के बन्दरगाह के रास्ते दावतों के लिए महंगे मसाले आयात करने की शुरुआत ईसा पूर्व 200 के आसपास हुई। काली मिर्च, जो कि काफी मंहगी थी और समृद्धि का प्रतीक मानी जाती थी, प्राचीन रोम के लगभग सभी महत्वपूर्ण व्यंजनों में इस्तेमाल होती थी।

पहली शताब्दी के व्यंग्य लेखक पर्सियस ने लिखा ''दौलत के वशीभूत होकर लालची व्यापारी तपते इंडीज और उगते सूरज की तरफ भागते हैं और वहां से तीखी काली मिर्च और कीमती औषधियां लाते हैं। मसालों के लिए वे

अपने इतालवी बर्तनों का सौदा करते हैं...।'' प्राचीन रोम का मसाला उद्योग लोकप्रिय मसालों का खास संयोजन तैयार करता था। उदाहरण के लिए, लिक्वामेन नाम का एक सॉस, मछली के पेट (Guts) को गलाकर सिरके, तेल और काली मिर्च के साथ बनाया जाता था। इसे कामोत्तेजक माना जाता था। पॉम्पेई में मिले प्रमाणों से पता चलता है कि शहद और लिक्वामेन सॉस के साथ तैयार किए गए मशरूम; पाइन कर्नेल और लिक्वामेन सॉस को मिलाकार बनाए गए अधपके (हॉफ–बॉइल्ड) अंडे; तथा शाही जीरे, शहद और लिक्वामेन सॉस के साथ बने हिरन के मांस उनके व्यंजनों में शामिल थे। लीबिया का प्रमुख निर्यात, लेजरपिथियम नामक एक लोकप्रिय पौधा था, जिसे प्यूनिक युद्ध में खास तौर पर लूटा गया था। इसे भूनकर सब्जी के तौर पर इस्तेमाल किया जाता था और इसकी डंठलों से निकले हुए रस का प्रयोग दूसरी चीजों का स्वाद बढ़ाने में होता था। लेजरपिथियम का उपभोग इस हद तक हुआ कि दो शताब्दियों के भीतर ही वह विलुप्त होने की कगार पर पहुंच गया।

इन प्राचीन व्यंजनों के विवरण कई किताबों और पाठों में दर्ज किये गए। पाकविधि की पहली किताब आर्केस्ट्रेटस ने 320 ई.पू. में लिखी थी। मिथेसियस 5वीं शताब्दी का एक बावर्ची और लेखक था। सेमस का रहने वाला लिन्सियस चौथी अथवा तीसरी सदी ई.पू. के आसपास का एक कॉमेडियन था जिसने अपने लेखन में ग्रीक भोजन का वर्णन किया था। हिप्पोलोकस (लगभग तीसरी शताब्दी ई.पू.) और टिमैकिडस (लगभग 100 ई.पू.) ने भी भोजनों के बारे में लिखा था। कई अन्य लेखकों ने भी प्राचीन रोमवासियों के खान–पान पर लेखन किया था।

160 ई.पू. केटो दी एल्डर ने कृषि पर डी *एग्रीकल्चरा* शीर्षक से एक किताब लिखी जिसमें कुछ हिस्से व्यंजनों पर भी थे। पहली शताब्दी के आसपास लिखी गई कॉल्यूमेला की *डी री रस्टिका* भी कृषि पर एक प्रसिद्ध रचना है, इसमें लगभग 500 व्यंजनों की चर्चा की गई है। भोजन विशेषज्ञ और सुखवादी मार्कस एपीसियस ने अपने दौर के रोमन भोजन पर एक विस्तृत प्रबंध तैयार किया था।

पहली शताब्दी में नीरो के दौर का एक दरबारी गाइयस पेट्रोनियस आर्बिटर अपने व्यंग्यात्मक उपन्यास *सेटिरिकॉन* में डिनर ऑफ ट्रिमैल्कियो

कही जाने वाली एक खर्चीली दावत का जिक्र करता है। अनोखा भोजन, आधिक्य और असंयम रोम की दावतों के मुख्य लक्षण थे। मार्शल की सूक्तियां (1897) लोकप्रिय व्यंजन सूचियों और भोजनों का जिक्र करती हैं, खासतौर पर *सैटर्नेलिया* के समय के व्यंजनों का, जो साल का सबसे लोकप्रिय उत्सव था।

प्राचीन यहूदी भोजन

प्राचीन यहूदी भोजन मिस्र, मेसोपोटामिया, जूडिया, ग्रीस और रोम तथा साथ ही फारसी और इस्लामी परम्पराओं से प्रभावित हुए थे। महंगी कीमतों ने हर्ब्स के प्रयोग को स्थानीय प्रजातियों (उदाहरण के लिए, केपर्स, धनिया, जीरा, शाही जीरा, सोआ, ड्वार्फ चिकोरी, हिस्सोप, मार्जोरम, पुदीना, काली सरसों, केसर और थाइम) तथा कुछ आयातित मसालों (जैसे, हीराबोल, गाल्बेनम और दालचीनी) तक सीमित कर दिया था। प्याज और लहसुन तथा संभवतः मेथी भी सब्जियों के रूप में खाई जाती थी और खाने का स्वाद बढ़ाने के लिए भी इनका इस्तेमाल होता था। समृद्ध और शाही लोग विशेष उत्सवों के लिए काली मिर्च और अदरक जैसे मसाले अरब तथा भारत से आयात करते थे।

अगले हिस्से में हम रसोई की कुछ चुनिंदा हर्ब्स – दालचीनी, कैसिया, केसर, धनिया, जीरा, शाही जीरा, सरसों और पुदीने – की चर्चा करेंगे।

दालचीनी

पूर्व–बाइबिल युग से ही दालचीनी सबसे चर्चित मसालों में से एक रही है। यह लौरेसिया परिवार की *सिनेमोमम जीलैनिकम* समेत कई प्रजातियों से निकाली जाती है। *सिनेमोमम बरमेनी, सिनेमोमम कैसिया* और *सिनेमोमम लॉरेरी* क्रमशः इंडोनेशिया, चीन और वियतनाम में उगाई जाती हैं, और कैसियास वर्ग के अंतर्गत आती हैं।

दालचीनी और कैसिया में सुगंध के एक जैसे ही गुण होते हैं, लेकिन उनके स्वाद, यूजिनॉल तत्त्वों तथा शक्ल और छाल की बनावट में भिन्नता होती है। दालचीनी अपेक्षाकृत मुलायम, कम यूजिनॉल तत्त्वों और पतली तथा हल्के रंग की छाल वाली होती है। कैसिया की तुलना में दालचीनी अधिक महंगी होती है।

सिनेमोमम वीरम से निकलने वाली दालचीनी सबसे ज्यादा कीमती होती है, उसे असली दालचीनी कहा जाता है। एक अन्य प्रजाति *कैनेला विन्टेराना* की सुगंधित छाल से भी दालचीनी निकलती है जो एक भिन्न वंश और परिवार (कैनेलेसा) से संबंधित है।

FAO (फूड एंड एग्रीकल्चर ऑर्गेनाइजेशन ऑफ युनाइटेड नेशन्स) के एक आंकड़े (2012) के मुताबिक 186,000 हेक्टेयर क्षेत्र सिनेमोमम तथा *कैनेला विन्टेराना* की खेती के लिए इस्तेमाल हो रहा है।

अनुमान है कि चीन, इंडोनेशिया, श्रीलंका और वियतनाम में दालचीनी का कुल वार्षिक उत्पादन करीब 155,000 मेट्रिक टन है, जो दुनिया भर की आपूर्ति का 98 प्रतिशत हिस्सा है। वैश्विक उत्पादन में इंडोनेशियाई

दालचीनी की हिस्सेदारी लगभग दो—तिहाई है, बाकी उत्पादन मुख्यतः भारत, वियतनाम और चीन में होता है।

दालचीनी और कैसिया दोनों ही बेहद मूल्यवान थे और खासकर दालचीनी को भूमध्यसागरीय क्षेत्र में काफी महत्व दिया जाता था। दोनों मसाले ईश्वर और राजाओं को उपहार स्वरूप दिये जाते थे। 7वीं शताब्दी ई.पू. के आरंभिक वर्षों का एक शिलालेख, थीब्स के मिलेटस शहर में मौजूद अपोलो के मंदिर को दिये गए एक ऐसे ही उपहार को जिक्र करता है। प्लीनी कहता है कि एक पौंड कैसिया अथवा दालचीनी की लागत किसी श्रमिक की 10 महीने की मजदूरी जितनी हो सकती है। आगे चलकर, रोमन शासक नीरो ने साल भर की दालचीनी और हीराबोल को अपनी पत्नी के अंतिम संस्कार के लिए जला दिया था।

बाइबिल में चार जगहों पर दालचीनी का हवाला मिलता है, तीन बार ओल्ड टेस्टामेंट में और एक बार न्यू टेस्टामेंट में। उदाहरण के लिए, श्रेष्ठ गीत (सांग ऑफ सांग्स) में कहा गया है ''मेरी बहिन, मेरी दुल्हिन, किवाड़ लगी हुई बारी के समान, किवाड़ बंद किया हुआ सोता, और छाप लगाया हुआ झरना है। तेरे अंकुर उत्तम फलवाली अनार की बारी के तुल्य हैं, जिसमें मेंहदी और सुम्बुल, जटामासी और केसर, लोबान के सब भांति के पेड़, मुश्क और दालचीनी, गंधरस, अगर आदि सब मुख्य मुख्य सुगंध द्रव्य होते हैं। तूं बारियों का सोता है, फूटते हुए जल का कुआं, और लबानोन से बहती हुई धाराएं हैं।'' (सांग ऑफ सांग्स, 4:12—15)

कहावतें प्रेमाकर्षण के लिए दालचीनी जैसे मसालों के प्रयोग का बयान करती हैं। एक्सोडस (30:23) में भी दालचीनी की चर्चा सबसे बेहतरीन मसालों में से एक के तौर पर की गई है। रीविलेशन (18:11—13) रोम के पतन तथा पहली सहस्राब्दी में जेरूसलम के यहूदी मंदिर के विध्वंस के दौरान मसालों तथा अन्य कीमती चीजों के अवमूल्यन का वर्णन करता है।

एक्सोडस (32:23—24) दालचीनी और कैसिया के बीच फर्क करता है। दालचीनी काफी महंगी थी और उसकी महक को कैसिया से बेहतर माना जाता था। कैसिया को अक्सर दालचीनी के साथ मिलाकर इस्तेमाल किया जाता था। तिलक का पवित्र तेल बनाने में कैसिया की मात्रा दालचीनी से

दो गुना अधिक होती है। हालांकि आज यह फर्क धुंधला पड़ गया है और दोनों मसालों को दालचीनी कहा जाने लगा है, लेकिन असली दालचीनी अब भी अधिक महंगी है। दुनिया भर में बड़े पैमाने पर व्यंजनों, मीठी चीजों, सौंदर्य प्रसाधनों, साबुनों और धूप में दालचीनी का इस्तेमाल होता रहा है।

प्रजातिगत भिन्नता के अनुसार इसकी आन्तरिक छाल से 0.5—1 प्रतिशत तेल का उत्पादन होता है। खाने—पीने की चीजों, जैसे मांस, बेक किये जाने वाले व्यंजनों और कॉफी में इसे स्वाद बढ़ाने के लिए इस्तेमाल किया जाता है। यह भूख दबाने वाले तत्व के रूप में भी इस्तेमाल होता है।

दालचीनी में एल्केलॉइड कौमेरिन नामक एक सुगंधित केमिकल पाया जाता है, जो सौंदर्य प्रसाधनों, इत्र और तम्बाकू में इस्तेमाल होता है। श्रीलंकाई और इंडोनेशियाई दालचीनी में एल्केलॉइड का स्तर अपेक्षाकृत कम होता है। ऐसा माना जाता है कि एल्केलॉइड का लगातार इस्तेमाल लीवर को नुकसान पहुंचाता है।

जर्मनी के फेडरल इंस्टीट्यूट ऑफ रिस्क मैनेजमेंट ने एक चेतावनी जारी करते हुए कहा था कि 132 पाउंड (लगभग 60 किलो) वजन वाले किसी वयस्क का प्रतिदिन 2 ग्राम से अधिक दालचीनी खाना खतरनाक साइड इफेक्ट की वजह बन सकता है। हालांकि इंस्टीट्यूट दालचीनी के कभी—कभार इस्तेमाल का कोई साइड इफेक्ट नहीं बताता। दूसरे यूरोपीय देशों ने उपभोक्ताओं को ऐसी सलाह देने के लिए औपचारिक चेतावनियां जारी की हैं। न्थ्व। ने कैसिया और सेलॉन दालचीनी को मनुष्यों के लिए सुरक्षित बताया है, लेकिन यह उसकी मात्रा की चर्चा नहीं करता।

सिनेमोमम जिलैनिकम या *सिनेमोमम वीरम* (असली दालचीनी, श्रीलंकाई दालचीनी)

सिनेमोमम जिलैनिकम दालचीनी की सबसे बहुमूल्य प्रजातियों में से एक है। इसे श्रीलंका के उष्णकटिबंधीय सदाबहार जंगलों और दक्षिणी भारत के कुछ हिस्सों, खासकर पश्चिमी घाटों में पनपने वाले पेड़ों की भीतरी छाल से निकाला जाता है। इसका पेड़ 10—15 मीटर की ऊंचाई तक विकसित होता है और इसकी मोटाई 30 सेंटीमीटर तक जा सकती है। असली दालचीनी

के पेड़ की छाल अपेक्षाकृत पतली और हल्के रंग की होती है। श्रीलंकाई दालचीनी का स्वाद हल्का और खटास लिए होता है। श्रीलंका में *सी.वीरम* का अनुमानित उत्पादन करीब 10,000 मेट्रिक टन है, जो दुनिया भर की आपूर्ति का 90 प्रतिशत है।

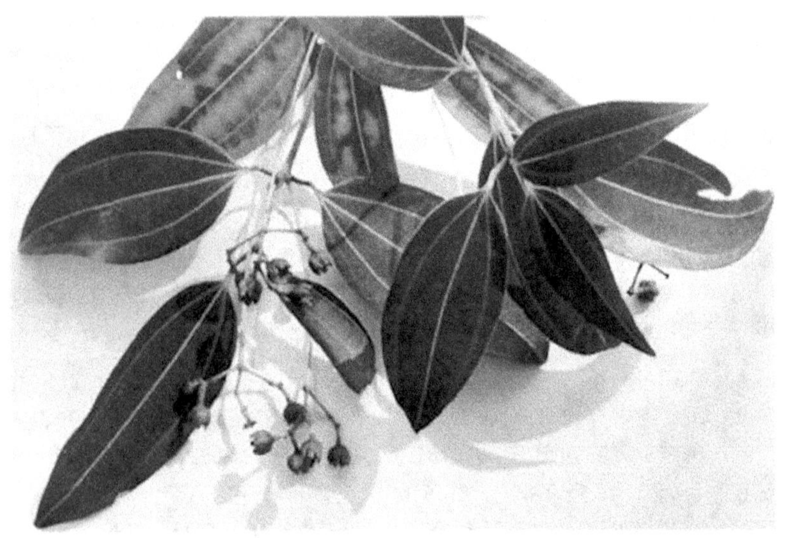

चित्र 7. 'सिनेमोमम वीरम 1' विकीपीडिया से पब्लिक डोमेन के तहत

प्राचीन काल में श्रीलंकाई दालचीनी सबसे मूल्यवान मसाला थी, और लगातार इसकी महंगी कीमतें बनी रही हैं। 1518 में जब श्रीलंकाई क्षेत्र कैंडी पर पुर्तगालियों ने कब्जा कर लिया, तो उन्होंने स्थानीय आबादी को गुलाम बना लिया और दालचीनी के श्रीलंकाई व्यापार पर एकाधिकार कर लिया। 1638 में पुर्तगालियों की जगह डचों ने ले ली और लगभग 150 सालों तक इस व्यापार को नियंत्रित किया, जब तक कि 1784 में अंग्रेजों ने उन्हें हरा नहीं दिया। उसके बाद से दालचीनी की खेती दुनिया के दूसरे हिस्सों तक फैलती गई और उसका दाम गिरता गया।

आज दुनिया के कई हिस्सों में इस प्रजाति की खेती होती है। मेडागास्कर, सेशेल्स और दूसरे उष्णकटिबंधीय प्रशान्त महासागरीय द्वीपों,

ब्राजील, कोलम्बिया, मैक्सिको और पूर्वी अफ्रीका के कुछ देशों में यह एक तेजी से फैलती हुई प्रजाति है। टहनियों के विकास और उत्पादन को बढ़ाने के लिए हर दो साल पर पौधे को काट दिया जाता है।

जब पेड़ 3–4 साल पुराना हो जाता है तो उसकी टहनियों से ऊपरी कठोर छाल हटाकर फेंक दी जाती है और भीतरी कोमल पर्त की लम्बी पट्टियां छील ली जाती हैं। बरसात के मौसम में यह काम ज्यादा अच्छी तरह होता है क्योंकि पर्त को छीलना अपेक्षाकृत आसान होता है। जब ये छिलके सूखते हैं, तो वे गोल पर्तदार लम्बी छड़ी का रूप ले लेते हैं, जिन्हें 5–10 सेंटीमीटर लम्बे टुकड़ों में काट लिया जाता है। ये टुकड़े क्विल्स कहलाते हैं।

क्विल्स के रासायनिक संयोजन में सिनेमाल्डिहाइड, गम्स, टैनिन, मेनिन्टोल, कौमेरिन, कैल्सियम, ऑक्जेलेट, एल्डीहाइड, यूजेनॉल, पीनेन और कुछ खनिज शामिल रहते हैं। श्रीलंकाई दालचीनी को आसानी से पीसकर पाउडर बनाया जा सकता है, जबकि दूसरी प्रजातियों की कड़ी और लकड़ीनुमा बनावट खुद ग्राइंडर (मसाला पीसने की मशीन, मिक्सी) को नुकसान पहुंचा सकती है। हालांकि पीस दिये जाने के बाद दालचीनी की

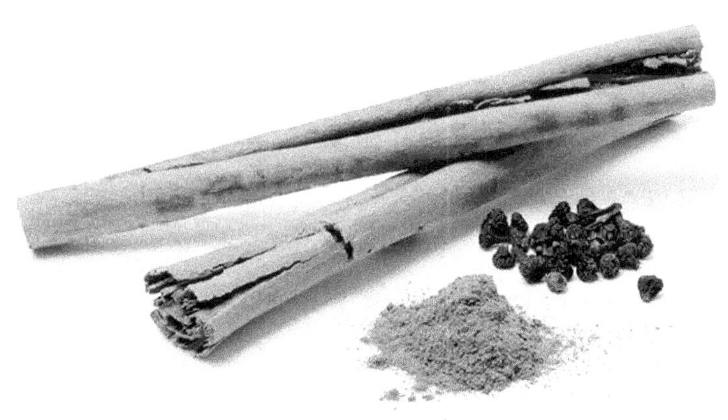

चित्र 8. 'सिनेमोमम वीरम स्पाइसेज', साइमन ए. यूजेस्टर

प्रजाति का अंतर बता पाना मुश्किल हो जाता है।

दालचीनी के पेड़ से तीन प्रकार के तेल तैयार किये जाते हैं : यूजिनॉल पत्तियों से, सिनेमाल्डिहाइड छाल से और कैम्फोर उसकी जड़ों से। पत्तियों से 0.7–1.2 प्रतिशत तेल का उत्पादन होता है। यूजिनाल का इस्तेमाल वैनिलिन को संश्लेषित करके उसे ईसो–यूजेनॉल में तब्दील करने के लिए किया जाता है, जिसका प्रयोग मिठाइयों में फ्लेवर के लिए होता है। इस तेल की जोशीली, उत्तेजक और तीखी गंध के कारण इसे साबुन, इत्र और कीटनाशकों में भी प्रयोग किया जाता है। छाल से निकाला जाने वाला तेल, छाल तथा टहनियों आदि के आसवन के जरिये निकाला जाता है। इस प्रक्रिया में 0.5–2 प्रतिशत तेल निकलता है।

ओलियोरेजिन में वाष्पशील तेल, सामान्य तेल और अन्य अर्क होते हैं जिनका इस्तेमाल खाने–पीने की चीजों में और साथ ही दांत संबंधी एवं अन्य दवाइयों को तैयार करने में होता है। इत्र के लिए इसका इस्तेमाल कम ही होता है क्योंकि यह त्वजा में खुजली पैदा करता है। इसमें सिनेमाल्डिहाइड की मात्रा अधिक होती है और इसकी गंध रुचिकर, मधुर और कसैली होती है।

बीजों में लगभग 30 प्रतिशत सामान्य तेल होता है, जिसे निकालने के लिए पके हुए फल को कुचलकर उबाला जाता है। भारत में इस तेल का इस्तेमाल मोमबत्ती बनाने में किया जाता है। कार्बनिक घोल के जरिये छाल से गोंद अथवा राल भी निकाली जाती है। लौंग की पत्तियों का तेल, दालचीनी की पत्तियों के तेल का एक सस्ता विकल्प है।

सिनेमोमम जिलैनिकम या *सिनेमोमम वीरम* का औषधीय इस्तेमाल

दालचीनी के औषधीय गुणों का वैज्ञानिक दृष्टि से अध्ययन किया गया है और आरंभिक परिणाम बताते हैं कि इसमें मधुमेह को ठीक करने वाले गुण होते हैं (रणसिंहे तथा अन्य, 2012)। दूसरे अध्ययन ऐसा संकेत देते हैं कि दालचीनी कॉलेस्ट्रॉल को कम कर सकती है, इसलिए यह दिल की रक्षा करती है (शान तथा अन्य, 2007)।

प्रसूति में यह एक टॉनिक और दर्द निवारक के तौर पर इस्तेमाल की जाती है। दालचीनी के तेल को त्वचा पर लगाए जाने से खून का प्रवाह संबंधित हिस्से में बढ़ जाता है जो त्वचा के पोषण में मदद करता है और एक सिहरन का एहसास देता है। अस्थायी तौर पर इससे त्वचा मांसल लगने लगती है जिससे झुर्रियां और रेखाएं घट जाती हैं, खासकर आंखों के आसपास की। दालचीनी के तेल की कुछ बूंदें किसी सामान्य तेल में मिलाकर लगाने से सर की खुजली और मुहांसों से राहत मिलती है।

इसकी छाल में संकुचन (ऐस्ट्रीजेंट), एंटीसेप्टिक, एंटीफंगल, कार्मिनेटिव (गैस से राहत), एंटी ऑक्सिडेंट, एंटी माइक्रोबायल और उत्तेजक के गुण होते हैं। इसे सर्दी–जुकाम और हाजमे की समस्याओं, जैसे डायरिया और पेट दर्द में इस्तेमाल किया जाता है। यूरोपीय फाइटोमेडिसिन में भूख घटाने और हाजमे की समस्याओं को ठीक करने के लिए चाय और दूसरी प्राकृतिक औषधियों के साथ दालचीनी की छाल के तेल का (0.05 से 0.2 ग्राम तक रोजाना सेवन) इस्तेमाल किया जाता है। खाने की चीजों में इसे अधिकतम 0.06 प्रतिशत मिलाने की इजाजत है।

कैसिया

कैसिया मजबूती और गुणवत्ता में दालचीनी से भिन्न होता है। इसकी छाल और क्विल्स अपेक्षाकृत गहरे रंग की, भद्दी और लकड़ीनुमा होती है तथा छाल का रंग लाल भूरा होता है। दालचीनी की तरह कैसिया भी मीठी और चटपटी होती है, लेकिन कसैलापन इसमें अधिक होता है। इसकी कलियां लौंग जैसी होती हैं, लेकिन गंध कम होती है। आजकल, असली दालचीनी और कैसिया को बोलचाल में दालचीनी ही कह दिया जाता है और बाजार में बिकने वाली ज्यादातर दालचीनी असल में कैसिया होती है। इन्डोनेशिया, वियतनाम, चीन और भारत से यह दुनिया भर में आयात की जाती है।

सिनेमोमम बरमेनी, सिनेमोमम अरोमैटिकम या *सिनेमोमम लोरेरी* और *सिनेमोमम कैसिया* वे प्रजातियां हैं जो कैसिया का सबसे अधिक उत्पादन करती हैं। चीन के 'फाइव स्पाइस पाउडर' (चीन में प्रचलित एक मसाला) में सिज्वान मिर्च, लौंग, सौंफ और स्टार एनीज के साथ कैसिया भी रहती है। चीनी खाद्य पदार्थों में लोकप्रिय 'मास्टर सॉस' नामक सॉस में 'फाइव स्पाइस पाउडर' के साथ लिकोरिस को मिलाया जाता है। इसी तरह, लगभग हर भारतीय शोरबे (Curry, झोल) में इस्तेमाल होने वाले मसालों में भी कैसिया पड़ता है। बेक की गई चीजों, पेय पदार्थों और व्यंजनों में कैसिया का प्रयोग दुनिया भर में किया जाता है।

एबर्स पैपिरस में कैसिया के संदर्भ मिलते हैं। रूफस ऑफ एफिसस (लगभग 50 ईस्वी) मिस्र की धूप 'कैफी' में पड़ने वाले एक तत्व के तौर पर कैसिया का भी जिक्र करता है; हालांकि दूसरे विद्वानों, जैसे डायोस्कोराइड द्वारा लिखे गए नुस्खों में इलायची का नाम लिया गया है। प्लीनी कैसिया की

चर्चा वाइन का स्वाद बढ़ाने वाले घटक के रूप में करता है (नेचुरल हिस्ट्री 14, 107f)। तीसरी शताब्दी ई.पू. के ग्रीक अध्येता थियोफ्रेस्टस ने जली हुई राल, कैसिया, दालचीनी, बैलानोस के तेल और हीराबोल से तैयार किये गए एक लेप मैगेलियॉन का वर्णन किया है जो चोट की सूजन से राहत दिलाता है। सैफो पहला ग्रीक व्यक्ति था जिसने एक कविता में कैसिया का हवाला दिया था (लगभग 7वीं शताब्दी ई.पू.)।

जेरूसलम के पहले और दूसरे मंदिर में यहूदी कैसिया को धूप की तरह इस्तेमाल करते थे। यहूदियों की गाढ़ी धूप केटोरेट, जो पूजा के लिए उनके मंदिरों को तैयार करने में इस्तेमाल होती थी, उसके 11 तत्वों में से एक कैसिया भी था। पवित्र अभिषेक तेल की सामग्री के रूप में बाइबिल भी कैसिया का कई बार जिक्र करती है। एजीकील (27:19) और साम्स (45:8) से मसालों के व्यापार की मौजूदगी का पता चलता है जिसमें कैसिया और दालचीनी भी शामिल थे, जिन्हें ग्रीक और रोम के उस युग में बालों और कपड़ों को सुगंधित बनाने वाले लेपों में इस्तेमाल किया जाता था।

जब रोम एक वैश्विक ताकत बन गया (लगभग 200 ई.पू.) तो भारत, मलाका द्वीप–समूह और अरबी प्रायद्वीप से भूमध्यसागरीय बंदरगाह पर बड़ी मात्रा में आयातित मसाले और दूसरे उत्पादों के आने की शुरुआत हो गई। सामान अलेक्जेंड्रिया और टायर के बदंरगाहों से अफ्रीका, यूरोप और एशिया तक जाने लगे।

साहित्य के अध्ययन से पता चलता है कि इंडोनेशिया और भारत कैसिया के प्रमुख स्रोत थे। ज्यादातर व्यापार हिंद महासागर तथा लाल सागर के रास्ते नौकाओं से होता था, हालांकि मेसोपोटामिया के साथ व्यापार के लिए चीन से जाने वाले रेशम व्यापार मार्ग का भी इस्तेमाल किया जाता था। चीन में कैसिया को क्वे कहा जाता है और पारम्परिक चीनी चिकित्सा में सेंग नुन्ग (लगभग 2700 ई.पू.) के समय से इसके संदर्भ मिलते हैं।

आयुर्वेद में बड़े पैमाने पर इस प्रजाति का जिक्र मिलता है। यह भारत और पूर्वी एशिया के व्यंजनों का भी एक मुख्य मसाला है। सौंदर्य प्रसाधन के उद्योगों में भी कैसिया का खूब इस्तेमाल होता है। पिसे हुए अथवा सुगंधित तेल के रूप में इसे जैतून के तेल अथवा पेट्रोलियम जेली के साथ मिलाकर

त्वचा की देखभाल के उत्पाद तैयार किये जाते हैं। ज्यादातर पारम्परिक औषधीय बर्तावों की तरह कैसिया को भी अक्सर दूसरी हर्ब्स के साथ मिलाकर इस्तेमाल किया जाता है, लिहाजा इसके प्रभाव का कोई निर्णायण सबूत पाना मुश्किल है।

सिनेमोमम बरमेनी (इंडोनेशियाई कैसिया अथवा पैडंग कैसिया)

सिनेमोमम बरमेनी इंडोनेशिया, मलेशिया और फिलिपीन्स के नमीदार सदाबहार जंगलों में पैदा होता है। इससे दालचीनी की एक एक सस्ती किस्म का उत्पादन होता है, जिसे आमतौर पर इंडोनेशियाई कैसिया कहा जाता है। इसके छोटे पेड़ करीब सात मीटर की ऊंचाई तक जाते हैं और पांच साल के अंतर पर यह उत्पादन के लिये तैयार हो जाता है। खेती किये जाने पर इसकी उम्र लगभग बीस वर्ष होती है, जंगलों में इसकी आयु संभवतः और भी बढ़ जाती है।

व्यंजनों, प्रोशेस्ड खाद्य पदार्थों, मिठाइयों और पेय पदार्थों में इसकी छाल और पत्तियां प्रयोग की जाती हैं। छाल को क्विल्स के रूप में बेचा जाता है तथा इंडोनेशियाई कैसिया की क्विल्स असली दालचीनी की तुलना में मोटी और एक पर्त वाली होती है। संयुक्त राज्य में कैसिया खासी लोकप्रिय है, वहां व्यावसायिक बेकिंग में इसे बड़े पैमाने पर इस्तेमाल किया जाता है। यह चीनी कैसिया से सस्ती होती है, लेकिन इसकी सुगंध कम होती है।

सिनेमोमम बरमेनी के रासायनिक तत्व कैसिया की अन्य प्रजातियों जैसे ही होते हैं। इसमें सिनैमिल अल्कोहल, कौमेरिन, सिनैमिक एसिड, सिनेमाल्डिहाइड, एन्थोसिनिन तथा चीनी, प्रोटीन, कच्चे वसा और पेक्टिन आदि अवयवों के साथ तेल भी शामिल होता है। जैसा कि पहले जिक्र किया गया है, रोजाना लिये जाने पर कौमेरिन मनुष्यों के लिए जहरीला (टॉक्सिक) होता है। लम्बे समय तक इस्तेमाल से यह लीवर में सूजन और पीलिया का कारण बन सकता है। शरीर के प्रति किलोग्राम वजन पर 0.1 मिलीग्राम कौमेरिन के सेवन की सलाह दी जाती है; जबकि एक चम्मच कौमेरिन में 6

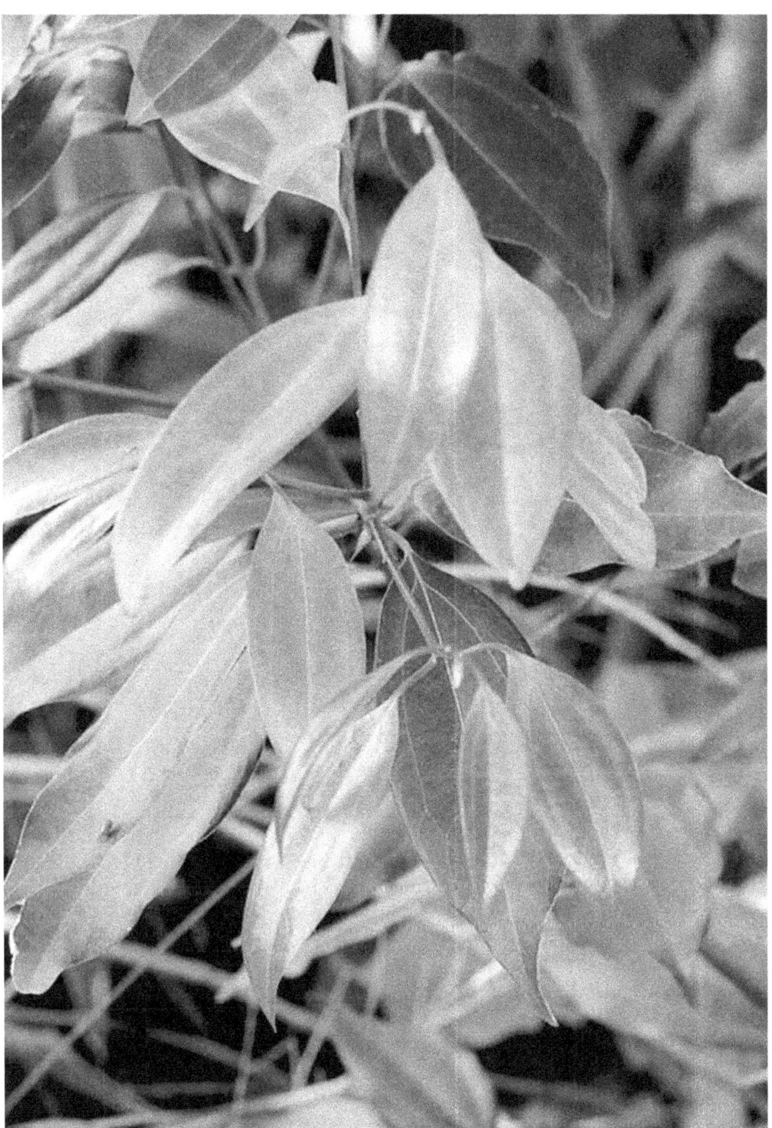

चित्र 9. सिनेमोमन बरमेनी, फोरेस्ट तथा किम स्टार द्वारा

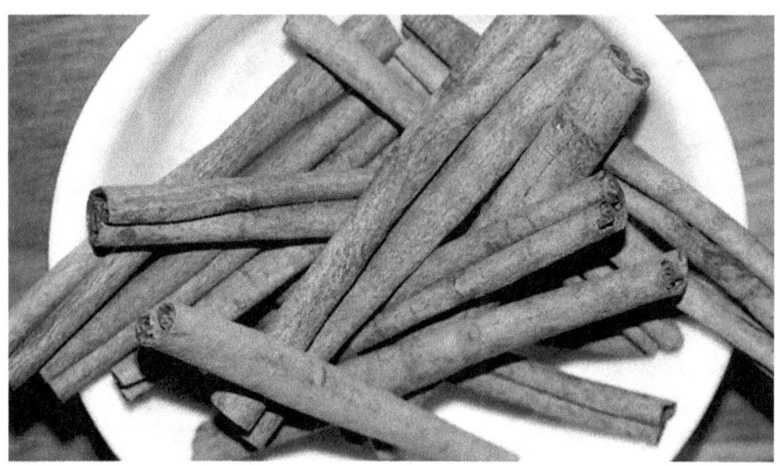

चित्र 10. सिनेमन क्विल्स, जोनाथंडर द्वारा

से 12 मिलीग्राम कौमेरिन होता है। लिहाजा, यूरोपीयन फूड सेफ्टी अथॉरिटी ने कैसिया के उपभोग की सुरक्षित मात्रा से अधिक के इस्तेमाल पर पाबंदी लगाई है।

सिनेमोमम बरमेनी के चिकित्सकीय इस्तेमाल

सिनेमोमम बरमेनी के औषधीय गुण कैसिया की दूसरी प्रजातियों के समान ही हैं। परीक्षणों में देखा गया है कि इसकी पत्तियों में 0.4 प्रतिशत – सिनेमाल्डिहाइड (45–62 प्रतिशत) और यूजिनॉल (10 प्रतिशत) युक्त – तेल होता है। पत्तियों में मोनोटर्पीन्स और सेस्क्वीटरपीन्स भी प्रचुर मात्रा में पाया जाता है।

इसके पौधे में दर्द निवारक, एंटी इन्फ्लेमेटरी, एंटीकागुलेंट, एंटीबैक्टीरियल, एंटीफंगल, ऐंटी डाइबेटिक, एंटी ट्यूमर, एंटीथ्रोम्बोटिक और एंटी र्युमेटिक गुण भी बताए जाते हैं। मितली, गैस और हाजमे की समस्या, खांसी, छाती की परेशानी, पेट के दर्द तथा मलेरिया में इसकी छाल के पाउडर का इस्तेमाल पारम्परिक तौर पर होता रहा है। अध्ययन ऐसा संकेत करते हैं कि इसका सक्रिय एंटी इन्फ्लेमेटरी तत्व ट्रांस–सिनेमाल्डिहाइड है।

सुधीर अहलूवालिया

जानवरों पर किये गए अध्ययन में देखा गया है कि इंडोनेशियाई कैसिया, एस्केरीचिया कोली और स्टैफिलोकोकस औरियस जैसे कई प्रकार के बैक्टीरिया के खिलाफ कारगर है। इस तरह के दूसरे अध्ययनों में इसके भीतर एंटी इन्फ्लेमेटरी, दर्द निवारक और मधुमेहरोधी गुण भी पाए गए हैं। इंडोनेशियाई कैसिया मिलाकर बनाए गए च्युइंग गम में एंटीबैक्टीरियल गुण मिले हैं। दांतों के क्षरण और पेरिओडोंटिटिस की समस्याओं के लिए भी इस प्रजाति का इस्तेमाल किया जाता है। अध्ययन इस ओर भी इशारा करते हैं कि नेसोफेरिन्जील कार्सिनोमा के इलाज में यह पौधा कारगर है, हालांकि अभी इसकी पुष्टि के लिए और परीक्षण किए जाने की जरूरत है।

सिनेमोमम एरोमेटिकम या *सिनेमोमम कैसिया* (चीनी दालचीनी)

सिनेमोमम एरोमेटिकम कैसिया दक्षिणी चीन के उष्णकटिबंधीय क्षेत्रों का एक सदाबहार पेड़ है, जो भारत, वियतनाम और पड़ोसी एशियाई देशों में भी पाया जाता है। इसकी ऊंचाई करीब 10–12 मीटर होती है। इसकी छाल और कलियां मसाले के रूप में इस्तेमाल की जाती हैं।

सिनेमोमन कैसिया का तेल उसकी छाल, टहनियों और पत्तियों से आसवित किया जाता है जबकि असली दालचीनी का तेल केवल उसकी भीतरी छाल से ही आसवित किया जाता है। श्रीलंकाई और इंडोनेशियाई दालचीनी की तुलना में *सिनेमोमम कैसिया* की छाल का स्वाद अपने प्रचुर तैलीय तत्व के कारण काफी तीखा होता है। इसीलिए चीनी कैसिया ज्यादा महंगा होता है, कभी–कभी तो ये कैसिया की दूसरी प्रजातियों की तुलना में तीन गुना तक महंगा हो जाता है। ठीक इसी तरह, दालचीनी का तेल, कैसिया तेल की तुलना में पांच गुना महंगा हो सकता है।

सिनेमोमम ऐरोमेटिकम या *सिनेमोमम कैसिया* के चिकित्सकीय इस्तेमाल

सिनेमोमम ऐरोमेटिकम की छाल और पत्तियां औषधियों के रूप में प्रयोग की जाती हैं। पारम्परिक तौर पर इस पौधे को पेट फूलने, अपच, पेट दर्द,

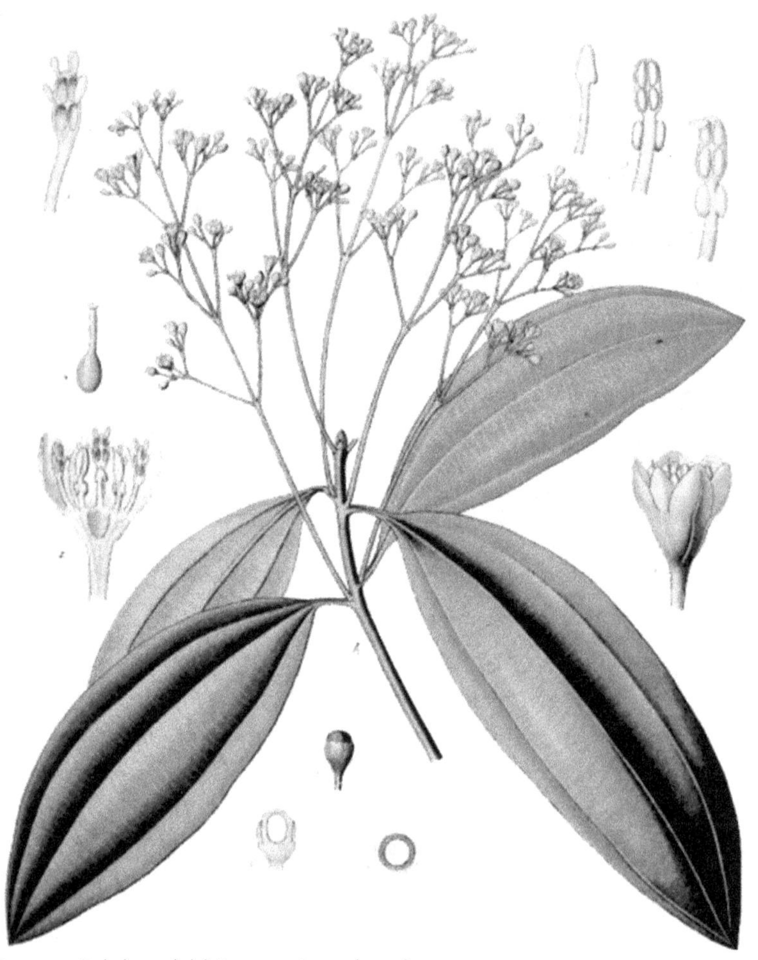

चित्र 11. सिनेमोमन ऐरोमेटिकम, फ्रांज यूजेन कोहलर द्वारा

मितली, डायरिया, ऐंठन और अनियंत्रित भूख के इलाज में इस्तेमाल किया जाता रहा है। ऐसा माना जाता है कि कैसिया की यह प्रजाति खून साफ करती है और उच्च रक्तचाप की समस्याओं से छुटकारा दिलाती है।

सुधीर अहलूवालिया

इसकी छाल सर्दी–जुकाम, खांसी, ब्रोंकाइटिस, छाती के दर्द और सांस की समस्याओं से निजात दिलाने के लिहाज से फायदेमंद होती होती है। इसकी छाल के तेल में सिनेमाल्डिहाइड, फेनॉल, कौमेरिन, बेन्जाल्डिहाइड, केविकॉल, यूजेनॉल और अन्य ऐरोमेटिक ऐल्डिहाइड होते हैं। यह पौधा मासिक धर्म, रजोधर्म और रजोनिवृत्ति संबंधी समस्याओं के मरीजों का इलाज करने और गर्भपात में सहयोगी होता है।

कुछ शोध ऐसा कहते हैं कि इस मसाले में एंटी डाइबेटिक गुण होते

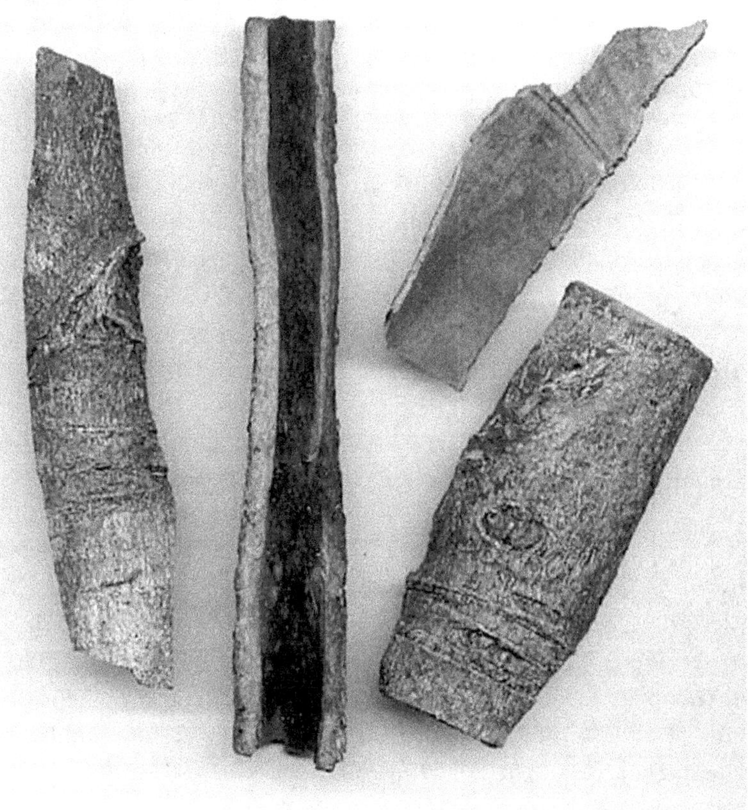

चित्र 12. कैसिया की छाल, विकीपीडिया

हैं और यह लिपिड लेवल को संतुलित रखने में मदद कर सकता है (यू तथा अन्य, 2014); लेकिन ये दावे किसी चिकित्सकीय परीक्षण द्वारा पुष्ट नहीं किये गए हैं, जबकि इसके विरोधी नतीजे भी पाए गए हैं (यू तथा अन्य, 2010)। इस पौधे के एंटी बैक्टेरियल गुण जानवरों पर किये गए परीक्षणों में साबित हो चुके हैं, लेकिन इसके ज्यादातर परम्परागत इस्तेमालों का कोई भी वैज्ञानिक आधार नहीं है।

सिनेमोमन एरोमेटिकम कैसिया पारम्परिक चीनी चिकित्सा में 50 सबसे बेहतरीन औषधीय पौधों में से एक है। यह सर्दी–जुकाम, मितली, डायरिया और मासिक धर्म के दर्द को ठीक करने के लिए इस्तेमाल किया जाता है। ये ची (Qi) को यानी मानवीय जीवन शक्ति को बढ़ाता है। इसे उन लोगों के लिए भी उपयोगी माना गया है जो शरीर में गर्मी महसूस करते हैं, लेकिन उनका पैर ठंडा होता है।

कसैली छाल और मीठे स्वाद को दिल, लीवर, प्लीहा और किडनी की जिन्दगी (यांग) बढ़ाने वाला माना जाता है। अदरक और एकोनाइट जैसी हर्ब्स के साथ कैसिया का मेल सर्दी–जुकाम से लेकर नपुसंकता जैसी कई प्रकार की बीमारियां ठीक करने में मदद करता है। आयुर्वेद के अनुसार, इसके तेल की एक–दो बूंद प्राणायाम अथवा योग के सांस सबंधी व्यायाम के दौरान वेपोराइजर या बर्नर में डालकर लिये जाने पर यह तनाव दूर करता है और मन को शांति देता है।

सिनेमोमम लॉरेरी (वियतनामी कैसिया, सैजन कैसिया)

सिनेमोमम लॉरेरी वियतनाम के नमीदार सदाबहार जंगली क्षेत्रों तथा पड़ोसी मुल्कों की एक अन्य कैसिया उत्पादक प्रजाति है। *सिनेमोमम वीरम* (असली दालचीनी), *सिनेमोमम कैसिया* और *सिनेमोमम लॉरेरी* की आपसी तुलना करें तो *सिनेमोमम लॉरेरी* का स्वाद काफी तीखा होता है। इसमें तैलीय तत्व 1–5 प्रतिशत और सिनेमाल्डिहाइड 25 प्रतिशत होता है, जो कैसिया प्रजातियों में पाई जाने वाली सर्वाधिक मात्रा है। इसीलिए आज दालचीनी कहकर बेचे जाने वाले कैसिया मसालों में सिनेमोमम लॉरेरी सबसे अधिक महंगा है।

चीनी कैसिया (सी.कैसिया) की तरह, वियतनामी कैसिया में भी यूजेनॉल

की मात्रा कम होती है, इसलिए इसमें लौंग जैसी महक होती है। इसकी पूरी कली खाने के मसाले में इस्तेमाल की जाती है। इसके तेज स्वाद के कारण चीन और जापान में *सिनेमोमम लॉरेरी* को काफी कीमती माना जाता है। *सिनेमोमम लॉरेरी* को आमतौर पर पारम्परिक चीनी चिकित्सा और हर्बल उपचारों में प्रयोग किया जाता है।

वियतनामी युद्ध के दौरान बीस वर्षों से अधिक समय तक *सिनेमोमम लॉरेरी* का निर्यात बंद हो गया था। उत्पादन के लिए इस प्रजाति का दोहन युद्ध के बाद फिर शुरू हुआ। अब इसे उत्तरी अमेरीका और दूसरे वैश्विक बाजारों में बेचा जाता था। संयुक्त राज्य के मसाला व्यापारी इसकी छाल को कच्चे माल के रूप में खरीदते और अमेरिका में ''पूरी दालचीनी'' के नाम से बेचते थे। इस कैसिया की छाल की कटाई इसके 12–15 साल की उम्र हो जाने पर की जाती है। जाहिर है कि दूसरी प्रजातियों की कटाई की

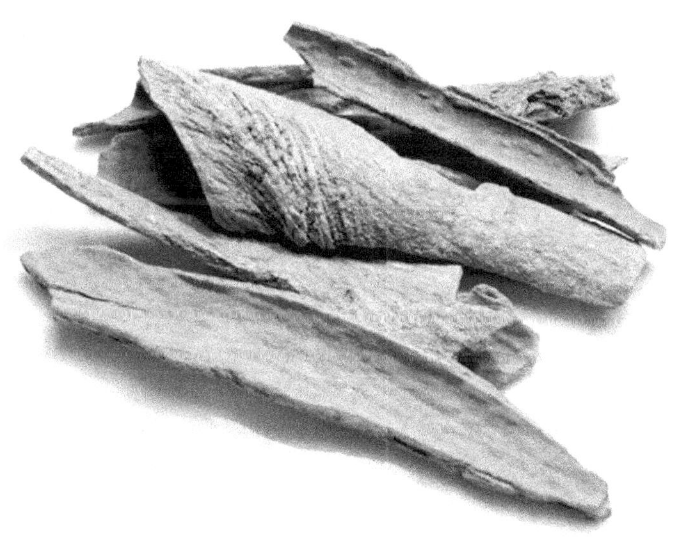

चित्र 13. सैजन सिनेमन, बदाग्नानी द्वारा

निर्धारित सीमा से यह कहीं अधिक है। दूसरी प्रजातियों पर इस्तेमाल की जाने वाली कॉपिसिंग (तने को नीचे से काट देना ताकि नई टहनियां निकलें) और शूट–स्ट्रिपिंग (टहनियों को छीला जाना) की तकनीक से अलग इसकी टहनियों से उनकी छाल निकाली जाती है।

सिनेमोमम कैसिया, सिनेमोमम बरमेन्नी और *सिनेमोमम लॉरेरी* समेत सिनेमोमम वंश की कई प्रजातियों से कैसिया का उत्पादन होता है। असली दालचीनी *सिनेमोमम वीरम* या *सिनेमोमम जिलैनिकम* से निकाली जाती है। हालांकि दालचीनी और कैसिया के स्वाद और उनके रासायनिक घटकों में फर्क होता है, लेकिन व्यापार में दोनों को ही आसानी से दालचीनी कह दिया जाता है।

क्रोकस सैटिवस (केसर)

क्रोकस सैटिवस (केसर) 15 से 30 सेंटीमीटर की ऊंचाई वाला एक छोटा सा फूलदार पौधा है जो पूरे मध्य एशिया, ईरान, भूमध्यसागरीय क्षेत्र, यूरोप, एशिया (खासकर कश्मीर और अफगानिस्तान), उत्तरी अफ्रीका और उत्तरी अमेरिका के शुष्क गर्म तथा ठंडे, दोनों मौसमों वाले इलाकों में उगाया जाता है।

यह एक बहुवर्षीय पौधा है जो जंगलों में नहीं उगता। पिछले 3000 सालों से भी अधिक समय से इसकी खेती की जा रही है। ऐसा माना जाता है कि यह इरीडेसी परिवार के जंगली पौधे *सी.कार्टराइटिएनस* से विकसित एक नई (Mutant) प्रजाति है। क्रोकस सैटिवस एक ट्रिप्लॉइड (तीन सजात गुणसूत्रों के समूह वाला) पौधा है। सैफ्रनल, क्रोसिन, कार्टेनॉइड्स, ग्लाइकोसाइड फॉर्म्स, टर्पीन डेरिवेटिव्स, एंथोसियानिन्स, फ्लेवोनॉइड्स, रिबोफ्लाविन और थियामिन विटामिन, एमीनो एसिड, प्रोटीन तथा स्टार्च इस पौधे के मुख्य अवयवों में से हैं।

इसके फूलों में उपजाऊ बीज नहीं होते, इसलिए प्रजनन की प्रक्रिया जमीन के नीचे मौजूद इसके कन्द अथवा गांठों से संपन्न होती है। इन गांठों का आकार आमतौर पर 10 सेंटीमीटर के आसपास होता है और ये जानवरों के लिए जहरीली होती हैं। बड़े आकार की गांठों में ज्यादा फूल खिलते हैं, लिहाजा उनसे केसर भी ज्यादा पैदा होता है। टहनियां और नीले फूल गांठों के बीच से निकलते हैं। एक गांठ 4—12 सालों तक केसर का उत्पादन करती है।

इस पौधे को ज्यादा पानी की जरूरत नहीं होती। ईरान के खोरासान

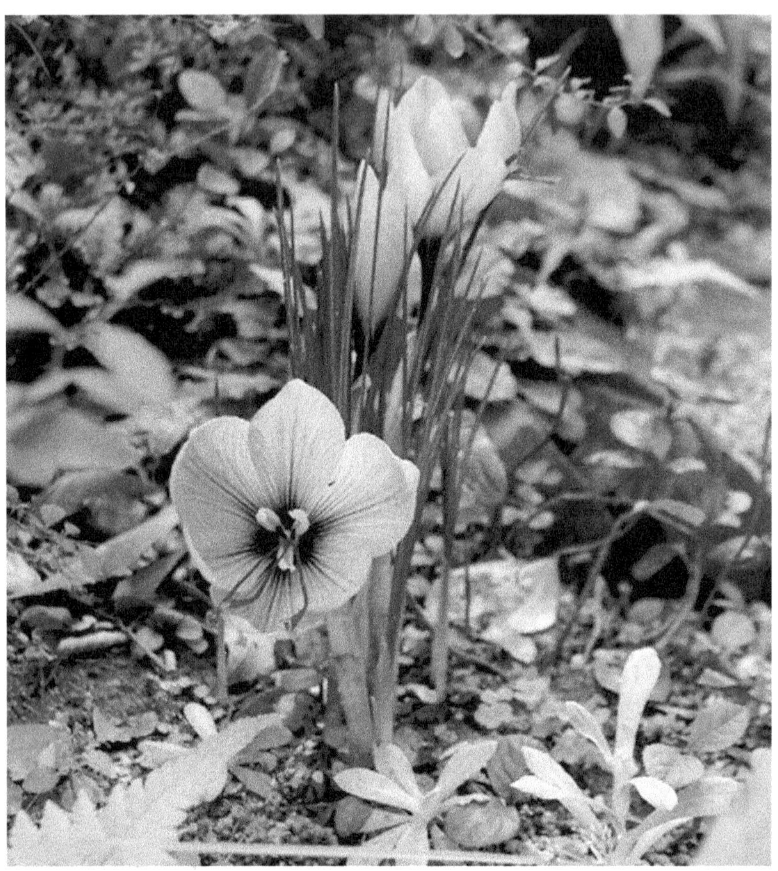

चित्र 14. क्रोकस सैटिवस, केनपेई द्वारा

क्षेत्र के बागानों में सिंचाई होती है, जबकि कश्मीर के बागानों में आमतौर पर बारिश से ही काम चल जाता है। फूलों को चुनने (फूल तोड़ने) का समय आने तक केसर के खेत की नियमित तौर पर निराई और गोड़ाई की जाती है। फूल हाथों से ही चुने जाते हैं और यह प्रक्रिया 4 दिनों तक चलती है। उसके बाद ग्रीष्म ऋतु में पौधे मुरझा जाते हैं क्योंकि उनकी गांठ निष्क्रिय हो जाती है। फूलों से पुंकेसर (Stamens) और वर्तिका (Styles) को अलग

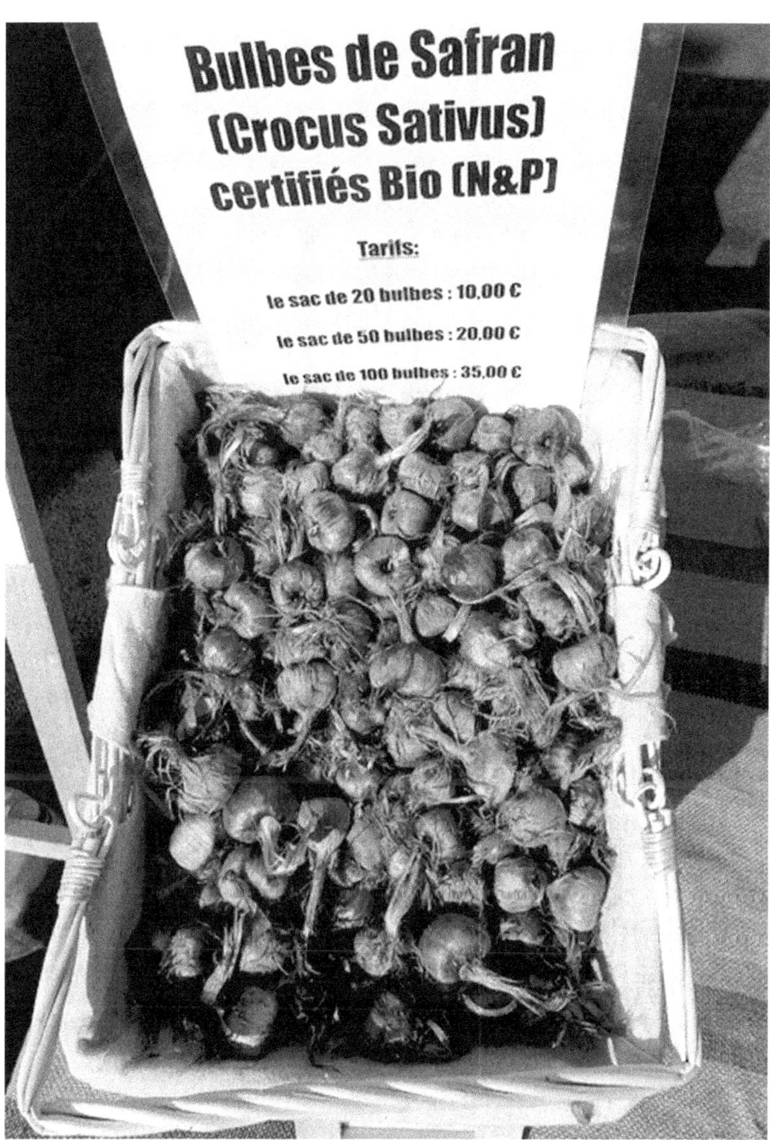

चित्र 15. सेफ़ॉन बल्ब्स, रुडोल्फ साइमन द्वारा

निकालकर उन्हें कोयले या लकड़ी की आंच पर एक जाली डालकर सूखने को छोड़ दिया जाता है, जिससे सुगंधित केसर मसाला तैयार होता है।

एक हेक्टेयर की खेती से आमतौर पर 25 किलोग्राम तक केसर का उत्पादन हो सकता है, क्योंकि 1 किलोग्राम केसर के लिए तकरीबन डेढ़ लाख फूलों की जरूरत पड़ती है। FAO का आकलन है कि एक हेक्टेयर फूलों का संग्रह और रख–रखाव 200 व्यक्ति दिवसों की मांग करता है। सामान्य तौर पर केसर को 12 महीनों से ज्यादा नहीं रखा जाता। स्पेन, फ्रांस, इटली, युनाइटेड किंगडम और स्विटजरलैंड जैसी जगहों पर जहां श्रम की लागत अधिक हैं, वहां केसर का उत्पादन किफायती नहीं है।

FAO के आंकड़ों के मुताबिक ईरान केसर का सबसे बड़ा उत्पादक तथा निर्यातक है और ईरान के खोरासान, फार्स और कर्मेन इलाकों की 79,394 हेक्टेयर भूमि केवल केसर की खेती को समर्पित है। कुछ हद तक युनाइटेड स्टेड द्वारा ईरानी तेल पर लगाया गया प्रतिबंध भी इसका एक कारण है जिसने ईरान को तेल की बजाय दूसरी चीजों, जैसे केसर के निर्यात पर ध्यान केन्द्रित करने को मजबूर कर दिया। ईरान के स्थानीय समुदायों के बीच केसर का व्यवसाय काफी लोकप्रिय है। ईरानी आर्थिक मॉडल मुनाफे को, उगाने तथा संग्रह करने वालों के साथ साझा किये जाने पर जोर देता है; नतीजतन अंतिम उपभोक्ता मूल्य पर उन्हें लगभग 65 प्रतिशत मेहनताना मिल जाता है।

ईरान के केसर उत्पादक इलाकों में घरेलू आय का एक बड़ा हिस्सा (70 प्रतिशत तक) केसर के जरिये आता है। इन क्षेत्रों से सालाना करीब 239 मेट्रिक टन केसर का उत्पादन होता है। FAO का आकलन है कि 2012 में केसर के ईरानी निर्यात (130 मेट्रिक टन) की कुल कीमत 419 मिलियन डॉलर थी। ग्रीस (सालाना 5.7 मेट्रिक टन), मोरक्को (सालाना 2.3 मेट्रिक टन) और भारत (सालाना 2.3 मेट्रिक टन) केसर के अन्य मुख्य उत्पादक हैं; तुर्कमेनिस्तान, इटली, स्विटजरलैंड, इंग्लैंड, फ्रांस, संयुक्त राज्य और स्पेन का स्थान इनके बाद आता है।

ईरान अपने केसर उत्पादन का 84 प्रतिशत हिस्सा निर्यात कर देता है, इसका लगभग आधा भाग स्पेन चला जाता है, जो फिलहाल दुनिया भर

में केसर का एक प्रमुख री–प्रोसेसिंग और पैकेजिंग सेंटर है। री–प्रोसेसिंग के अंतर्गत सफाई, छंटाई, सुखाने और पैकेजिंग की प्रक्रियाएं शामिल हैं। FAO का अनुमान है कि स्पेन सालाना 220 मेट्रिक टन केसर प्रोसेसिंग की क्षमता रखता है। स्पेन, इटली और संयुक्त राज्य केसर के सबसे बड़े आयातक हैं। चूंकि यह काफी महंगा मसाला है, इसलिए उसमें सैफ्लावर और गेंदे जैसे फूलों और उनकी पंखुड़ियों की मिलावट एक आम बात है। केसर की खेती इसकी सुगंध, रंग और खाने–पीने में इस्तेमाल के लिए की जाती है। इसे इतालवी, ग्रीक और अरबी मिठाइयों, डेजर्ट तथा शोरबे में प्रयोग किया जाता है।

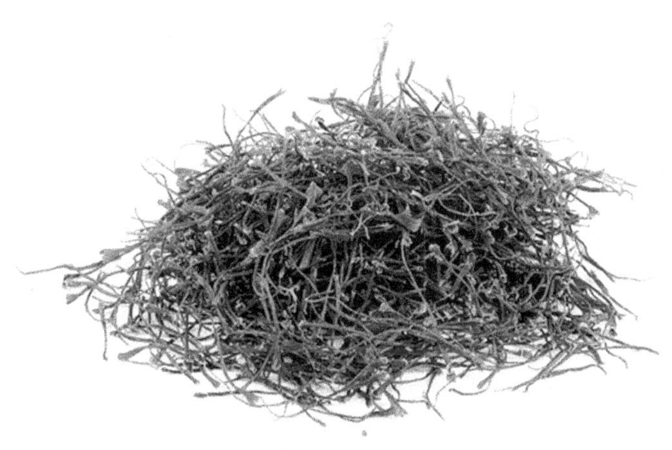

चित्र 16. सैफ्रॉन, हर्बटल द्वारा

केसर शायद सबसे अधिक महंगा और मनुष्यों द्वारा खोजा गया सर्वाधित प्राचीन सुगंधित तत्व है। तीस हजार ई.पू. के आसपास गुफा में रहने वाले सबसे प्राचीन बाशिन्दों ने संभवत केसर आधारित रंगों से गुफाओं में स्टेंसिल चित्र बनाए थे। हालांकि पेंटिंग्स में केसर के रंगों

का इस्तेमाल शायद मिनोअन युग जितना पुराना है। हम पीछे बता चुके हैं कि 1450 ई.पू. क्रीट में हुए एक ज्वालामुखीय विस्फोट ने मिनोअन महलों और इमारतों को गुबार के एक बादल से ढक दिया था, जिसके चलते वे

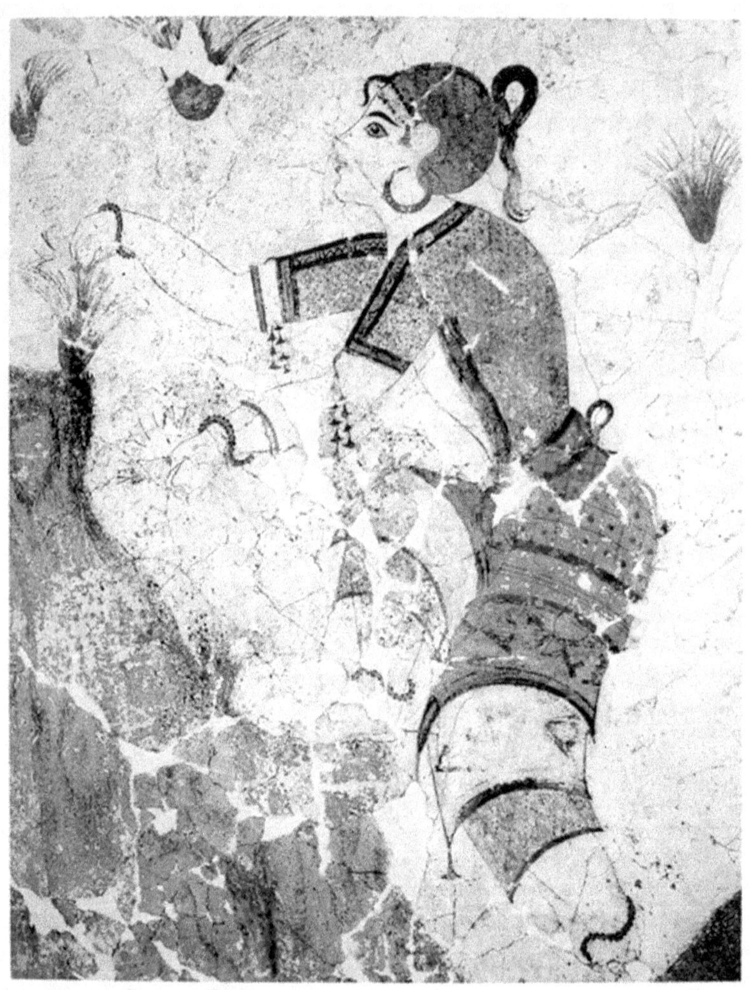

चित्र 17. केसर इकट्ठा करने वाले

पुरातत्वविदों द्वारा खोजे जाने तक नामालूम रहे। ग्रीस के एक्रोटीरी में जेस्ट 3 कही जाने वाली एक इमारत पर कई भित्ति चित्र बने हैं, जिनमें लड़कियां और महिलाएं केसर के फूल चुन रही हैं और केसर के गद्दों की तीन तहों पर बैठी एक देवी तक पहुंचा रही हैं। इसी जगह के एक अन्य भित्ति चित्र में एक औरत के पैरों से खून बहते और उसे केसर से ठीक करते दिखाया गया है। इन भित्ति चित्रों से संकेत मिलता है कि केसर जंगलों से स्थानीय तौर पर इकट्ठा किया जाता था। भित्ति चित्र में दिखने वाली केसर की प्रजाति संभवत *क्रोकस कार्टराइटीएनस* थी।

मिस्र और आसपास के क्षेत्रों में केसर का आयात क्रीट से किया जाता था और इसे खासकर रंग तथा इत्र के तौर पर इस्तेमाल किया जाता था। *वीमेन्स वर्क : दी फर्स्ट 20,000 ईयर्स* में बार्बर (1994) का मानना है कि 3000 ई.पू. से 1100 ई.पू. तक केसर महिलाओं के कपड़ों की रंगाई में इस्तेमाल होता था। चटक पीले से लेकर गाढ़े नारंगी लाल तक, पीले रंग की कई किस्में इससे तैयार की जाती थीं। कपड़ों और बालों को सुगंधित बनाने के लिए इस मसाले को जैतून के तेल में मिलाया जाता था।

रामसेस तृतीय के शासनकाल तक ममी की आखिरी पर्त में केसर से रंगे एक कफन का इस्तेमाल किया जाता था। ऐसी मान्यता है कि क्लियोपैट्रा यौन संबंधों से पहले केसर से तर पानी में नहाया करती थी। *एबर्स पैपिरस* केसर का जिक्र एक औषधीय पौधे के रूप में करता है। प्रसव की समस्याओं के इलाज के लिए यह केसर के पाउडर और बीयर को मिलाकर बनाया गया लेप लगाने की सिफारिश करता है तथा एक मूत्रवर्द्धक औषधि के तौर पर केसर की पहचान करता है।

असीरियाई शासक अगुरबनिपाल (668−627 ई.पू.) के शासनकाल की निनेवेह स्थित लाइब्रेरी के सूचीपत्रों और पट्टियों में केसर के संदर्भ मिले हैं। ये पट्टियां अब लंदन के ब्रिटिश म्युजियम में संरक्षित कर ली गई हैं। उस समय यह मसाला जंगल में पाए जाने वाले फूलों से इकट्ठा किया जाता था। विशेषज्ञों का मानना है कि सी. कार्टराइटीएनस प्रजाति इस समय उगाई जाने वाली केसर की प्रजाति क्रोकस सैटिवा की पूर्ववती है, 1700 ई.पू. के आसपास किसी म्युटेशन के फलस्वरूप यह नई प्रजाति अस्तित्व में आई।

ग्रीक–रोमन दौर में भी केसर सर्वाधिक कीमती और सबसे महंगे सुगंधित मसालों में से एक था। ग्रीक लोग इसे ''हरक्युलीज का रक्त'' कहते थे। अनुष्ठानों में इसे धूप के तौर पर इस्तेमाल किया जाता था और इसे रक्षात्मक ताबीज का दर्जा प्राप्त था। इसे प्रजनन तथा रोमांस से जोड़कर देखा जाता था और कुलीन लोग कपड़ों और स्नान को सुगंधित बनाने के लिए इसका इस्तेमाल करते थे। होमर कहता है कि ग्रीक देवता जीअस और जुपिटर अपनी कामुक भावनाओं को बढ़ाने के लिए केसर के बिस्तर पर लेटते थे। ग्रीक चिकित्सक डायोस्कोराइड केसर के कामोत्तेजक गुणों का जिक्र करता है। एक अनुष्ठानिक धूप के तौर पर डायोनिसस पंथ के दिलचस्प रहस्यों में भी इसका जिक्र मिलता है।

ई.पू. चौथी शताब्दी में फारस पर फतह के अपने अभियान के दौरान सिकन्दर महान केसर पर मोहित हो गया था। वह नहाने के लिए इस मसाले का इस्तेमाल करता था, संभवतः साइरस दी ग्रेट को हराने और फारस के केसर उत्पादक क्षेत्रों को अपने नियंत्रण में लेने के बाद से। उसका विश्वास था कि केसर घाव भरने में मदद करता है और त्वचा के लिए फायदेमंद होता है। मसाला तथा रेशम व्यापार मार्गों के जरिये होने वाले सक्रिय व्यापार ने केसर की लोकप्रियता को और भी बढ़ा दिया।

चीन के शासक और चीनी चिकित्सा के जनक कहे जाने वाले सेन नुंग ने पहली सदी में संकलित अब तक बची सबसे पुरानी *मैटेरिया मेडिका* में से एक *हस्बैंड्समैन मैटेरिया मीडिया* में केसर समेत 300 से अधिक हर्ब्स के औषधीय इस्तेमाल का जिक्र किया है। चीनी हर्बलशास्त्री वान जेन (लगभग तीसरी शताब्दी) के लेखन में भी केसर का हवाला मिलता है।

प्राकृतिक रंग के तौर पर केसर का प्रयोग अरब, यूरोप, फारस तथा भारत में काफी व्यापक था। यह धार्मिक और शाही कपड़ों की रंगाई में इस्तेमाल होता था। भारत में केसरिया रंग को त्याग का रंग माना जाता था और केसर के फूलों को कपड़ों की रंगाई में प्रयोग किया जाता था। बुद्ध की मृत्यु के बाद उनके कश्मीरी अनुयायियों ने अपने कपड़ों को रंगने के लिए केसर के फूल के साथ–साथ कंद–मूल, पौधे, छाल, पत्तियों और फलों के मिश्रण का इस्तेमाल करना शुरू कर दिया। इसका रंग अस्थायी था, इसलिए तिब्बत के बौद्ध सन्यासी अपनी पोशाक को हर साल रंगने के

लिए जाने जाते थे।

केसर में रंगाई का गुण रखने वाला सक्रिय तत्व क्रोसिन है, जिसे फूलों की पंखुड़ियों से निकाला जाता है। पारम्परिक तौर पर जंगलों में रहने वाले सन्यासी गेरुए (कटहल के पेड़ की भीतरी लकड़ी से प्राप्त) और शहरी सन्यासी केसरिये रंग की पोशाक पहनते हैं, हालांकि इसमें फेरबदल भी दिखाई देता है। आज केसर की जगह हल्दी ने ले ली है, वह पीली है और काफी सस्ती भी है।

टाल्मुड में केसर के कई संदर्भ मौजूद हैं और यह पवित्र धूप *केटोरेट* के ग्यारह तत्वों में से एक है। ईसाइयत में केसर का कोई खास धार्मिक महत्व नहीं है। बाइबिल में केसर का एक ही संदर्भ मिलता है जो सांग ऑफ सोलोमन (4:14) में है। धर्मयुद्धों के दौरान होली लैंड से ईसाई लोग फ्रांस तथा इंग्लैंड के अपने घरों पर बड़ी मात्रा में केसर लेकर आए, जो उस समय बहुत कीमती चीज थी। उसके बाद फ्रांस और इंग्लैंड में पड़े पैमाने पर केसर की खेती हुई और उसे बेहद लोकप्रियता हासिल हुई।

15वीं सदी के जर्मनी में केसर में मिलावट किया जाना एक ऐसा अपराध था जिसके लिए बांधकर जलाने की सजा दी जाती थी। इंग्लैंड में शाही खानदान की महिलाएं अपने बालों को केसर से सजाया करती थीं, हेनरी अष्टम (VIII) ने अंततः इस परम्परा पर रोक लगा दी। अरब में केसर को जाफरान कहा जाता है तथा खाने और कॉफी में इसका खूब इस्तेमाल होता है। मध्यपूर्व केसर का सबसे बड़ा निर्यातक है। बहरहाल, इस्लाम में वयस्क पुरुषों को केसरिया रंग के कपड़े पहनने पर पाबंदी है। (विकिपीडिया)

हर्बल चिकित्सा की सभी पद्धतियों में इस पौधे को औषधि के तौर पर इस्तेमाल किया जाता रहा है। पारम्परिक रूप से यह पौधा पेट की ऐंठन, पेट फूलने, श्वसन विकारों, रक्त की समस्याओं और हृदय रोगों के साथ–साथ एक कामोत्तेजक औषधि के तौर पर भी इस्तेमाल किया जाता है। यह सिर दर्द और सर्दी–जुकाम के लिए एक लोक प्रचलित औषधि है तथा इसमें एंटी डायरिया और एंटी डिसेंट्री के भी गुण होते हैं। यह अल्प मासिक धर्म और सुस्त वीर्य गतिशीलता के इलाज में भी उपयोगी होता है।

सुश्रुत संहिता में वर्णित 770 औषधीय पौधों में इसका भी नाम शामिल है। आयुर्वेद में केसर का इस्तेमाल त्वचा को खूबसूरत बनाने और मुहांसों को घटाने वाली क्रीम तथा चेहरे के लिए हर्बल लेप बनाने में किया जाता है। घाव भरने के लिए भी इसका प्रयोग होता है। चंदन के साथ इसे मिलाकर बनाए गए पेस्ट से त्वचा को ठंडक मिलती है। भूमध्यसागरीय क्षेत्र और मेसोपोटामिया के लोग केसर को प्रजनन और यौन क्षमता से जोड़कर देखते थे।

हिप्पोक्रेटस और गैलेन हाजमे को बेहतर बनाने, पेट की गैस और दर्द से निजात दिलाने तथा वयस्कों और बच्चों में तनाव को दूर करने के लिए केसर का प्रयोग किये जाने का उल्लेख करते हैं। *कैनन ऑफ मेडिसिन* (अल–केनन फी अल–तिब) की दूसरी किताब में एविसेन्ना केसर के कई औषधीय इस्तेमालों का वर्णन करता है जिसमें एंटी डिप्रेसेंट, हिप्नोटिक, एंटी इन्फ्लेमेटरी, हिपेटोप्रोटेक्टिव, ब्रॉन्कोडिलेटर, एफ्रोडिसिऐक, लेबर इंड्यूसर और इमेनागोग शामिल हैं। आधुनिक औषधि विज्ञान में इनमें से अधिकांश प्रभावों का अध्ययन हुआ है और उन्हें अच्छी तरह प्रमाणित किया गया है।

चीनी पारम्परिक चिकित्सा में यह दावा किया गया है कि केसर दिल और लीवर की समस्याओं में उपयोगी है। रक्त संचार दुरुस्त करने, टाक्सिक तत्वों को निकालने, तेज बुखार से राहत दिलाने तथा पैथोजेनिक गर्मी के चलते पैदा होने वाली दिक्कतों को ठीक करने के लिए इसे इस्तेमाल किया जाता है। सर्दी–खासी और दंतचिकित्सा में केसर हर्बल औषधि के तौर पर इस्तेमाल होता है। केसर और इसमें पाए जाने वाले (क्रोसिन, क्रोसेटिन और सेफ्रेनल आदि) तत्वों पर मौजूद औषधि विज्ञान के तथ्य, एविसेन्ना के मोनोग्राफ में पाई जाने वाली जानकारियों से समानता रखते हैं। (फाइटोथेरेपी रिसर्च, 2013, होसेइन्जादेह, नसीरी–अस्ल)

क्रोकस सेटिवस को इसके एंटीहाइपरटेंसिव, एंटीकॉन्चलसैंट, एंटीट्यूसिव, एंटीजिनोटोटॉक्सिक, एंटीऑक्सिडेंट, साइटोटॉक्सिक, एंक्जिऑलिटिक, एंटी डिप्रेसेंट, एफ्रोडिसिऐक, एंटीनोसिसेप्टिव, एंटी इन्फ्लेमेटरी और राहत दिलाने वाले गुणों के इलिए जाना जाता है। मोडागेग तथा अन्य (2008) ने केसर की गोलियां ले रहे 10 लोगों पर किए गए परीक्षण में पाया कि इन लोगों के सिस्टोलिक तथा डिस्टोलिक उच्च रक्तचाप में कमी हुई है। यह सीखने

की क्षमता, याद्दाश्त और नींद में सुधार करता है तथा रेटिना और कोरॉइड में रक्त प्रवाह को तेज करता है। ज्यादा मात्रा में लिए जाने पर यह नशा पैदा करता है।

ब्रिटिश जर्नल ऑफ ऑब्सटेट्रिक्स एंड गॉइनॉकोलॉजी में 2008 में प्रकाशित एक अध्ययन के मुताबिक क्रोकस सैटिवस प्रीमेन्स्ट्रुअल सिन्ड्रोम के लक्षणों में सुधार ला सकता है। अध्ययन के अनुसार मासिक धर्म के दो चक्रों के दौरान प्लेसेबो खा रहे समूह की तुलना में, रोजाना दो बार क्रोकस सैटिवस का सेवन करने वाले समूह के प्रीमेंस्टुल लक्षणों में बेहद सुधार देखा गया। बहरहाल, चूंकि केसर खून के थक्कों को तोड़ने में इस्तेमाल होता है, इसलिए वे जो खून पतला करने वाली दवाएं ले रहे हों अथवा महिलाएं जो मासिक धर्म के अतिशय रक्तस्राव की शिकार हैं, उन्हें केसर का सेवन करने से बचना चाहिए। न्युयार्क लैंगोन मेडिकल सेंटर का एक दस्तावेज बताता है कि तनाव दूर करने में केसर की उपयोगिता को पुष्ट करने वाले परीक्षणों के सकारात्मक परिणाम मिले हैं। कैंसर के इलाज, कॉलेस्ट्रॉल को घटाने, सिसप्लेटिन के साइड इफेक्ट से बचाव और दिमागी क्षमता को बढ़ाने की संभावनाएं भी इस पौधे में दिखाई देती हैं।

कोरिएंडर सैटिवम (धनिया)

कोरिएंडर सैटिवम प्रजाति एपिआसी परिवार से संबंध रखती है। ऐसा कभी–कभार ही होता है कि इसकी ऊंचाई आधे मीटर से अधिक हो जाए। इसके फूल छतरी की संरचना में रहते हैं और प्रसिद्ध मसाला धनिया इसके छोटे–से फल से तैयार होता है। इस हरे–भरे पौधे की खास गंध इसमें मौजूद एल्डिहाइडिक तत्वों (टर्पीन्स, लिनालूल और पीनेन) की देन है। इसके बीज और पत्ते कैल्सियम, मैग्निशियम, मैग्नीज, लोहे और विटामिन सी से भरपूर होते हैं।

संभव है कि इसकी उत्पत्ति दक्षिणी एशिया और भूमध्यसागरीय क्षेत्रों में हुई हो, लेकिन इसकी खेती दुनिया भर में होती है। *कोरिएंडर सैटिवम* की उपज एक साल में दो बार होती है, दिन की अवधि और तापमान के अनुसार इसकी एक उपज गर्मी में और एक उपज सर्दी में होती है। धनिये में पराग की पर्याप्त मात्रा होती है, जो मधुमक्खियों और कीट–पतंगों को आकर्षित करती है। लुक्जानोव तथा रेज्नीकोव (1976) ने पाया कि एक हेक्टेयर धनिये से मधुमक्खियां 500 किलोग्राम शहद तैयार कर सकती हैं।

धनिये के वैश्विक उत्पादन का अंदाजा लगाना काफी मुश्किल है क्योंकि एक अलग फसल के तौर पर इसके आधिकारिक आंकड़े उपलब्ध नहीं हैं और घरों तथा छोटे बागानों से आंकड़े नहीं लिये जाते। डाइडेरिशन और एक्सेल (1996) ने अनुमान लगाया कि दुनिया भर में सालाना लगभग 550,000 हेक्टेयर क्षेत्र पर धनिये की खेती होती है और इसके फल का वार्षिक उत्पादन 600,000 टन के करीब है। यूक्रेन, रूस, भारत, मोरक्को, अर्जेन्टीना, मैक्सिको तथा रोमानिया धनिये के फल के सबसे बड़े उत्पादक

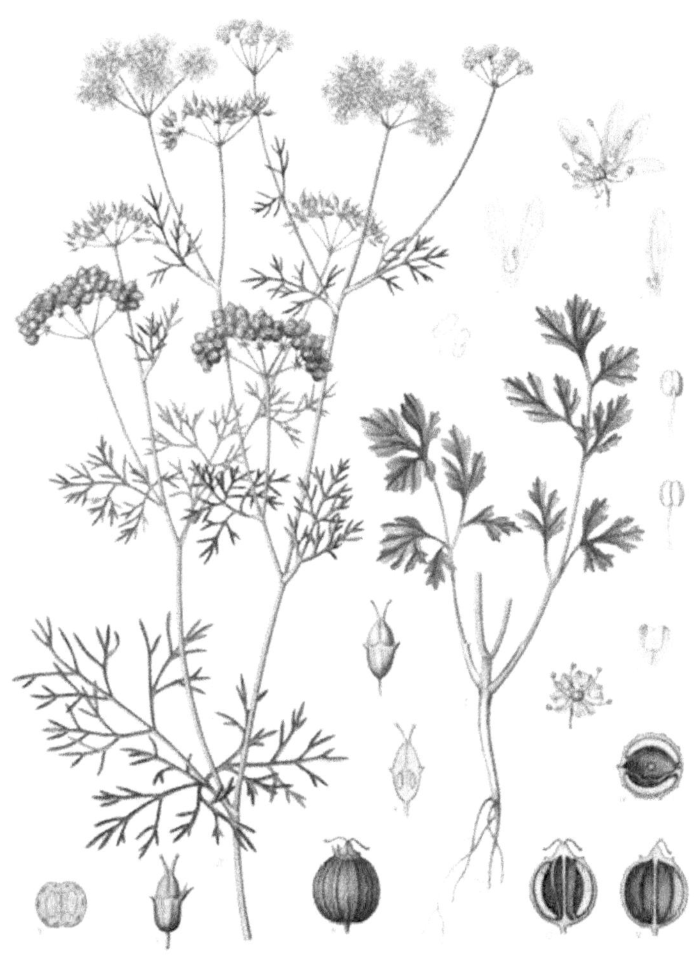

चित्र 18. कोरिएंडर सैटिवम, फ्रांज यूजेन कोहलर

हैं। धनिये का सर्वाधिक आयात संयुक्त राज्य, श्रीलंका और जापान करते
हैं; मलेशिया, चिली, बोलिविया और मध्य पूर्व के कुछ देश भी इसके प्रमुख

आयातकों में शामिल है।

फारस में धनिये की खेती 3000 साल पहले शुरू हुई थी और बेबीलोन का हैंगिंग गॉर्डन इससे महकता रहता था। इजराइल की नेहल हेमल गुफा में मिले धनिये के फल संभवतः धनिये का सबसे प्राचीन पुरातात्विक साक्ष्य है, जो बर्तनों के आविष्कार से भी पहले, नवपाषाण काल के हैं। मिस्र और ग्रीसवासी, दोनों का ही विश्वास था कि धनिया एक कामोत्तेजक औषधि है और वे उसे शाश्वत प्रेम का प्रतीक मानते थे। डायोस्कोराइड ने लिखा था कि धनिये का सेवन आदमी की यौन क्षमता को बढ़ा सकता है।

वान हर्टेन (1974) का दावा है कि यहूदी लोग मिस्र आने के पहले (2000 ई.पू. के आसपास) से ही धनिये के बारे में जानते थे। धनिया, जो मिस्र और सूडान में उगती थी, उन कड़वी हर्ब्स में से एक थी जो पासओवर त्यौहार मनाने में इस्तेमाल की जाती थी। तूतेनखामेन की कब्र समेत कई मिस्री कब्रों (लगभग 10वीं और 9वीं सदी ई.पू.) में धनिये के बीज पाए गए हैं। *एबर्स पैपिरस* में तथा असुरबनिपाल की तबाह हो चुकी लाइब्रेरी से प्राप्त पट्टियों में औषधीय पौधे के तौर पर धनिये के संदर्भ मिलते हैं।

चीन में धनिये का सबसे प्राचीन जिक्र 5वीं सदी का मिलता है (ली, 1969); धनिया यहां संभवत रेशम व्यापार मार्ग से लाई गई थी। इसके सफेद फूलों ने बाइबिल का भी ध्यान खींचा था। बाइबिल में इस मसाले की तुलना मन्ना से की गई है, जो मिस्र से निर्वासन के दौरान यहूदियों का आहार था।

धनिये का पौधा दुनिया भर के व्यंजनों में इस्तेमाल होने वाला एक लोकप्रिय मसाला है। पत्तियां और बीज पीसकर अक्सर चटनी के तौर पर इस्तेमाल किए जाते हैं। भारत में धनिये का प्रयोग संभवतः तभी से किया जा रहा है, जब से मिस्र में इसका इस्तेमाल शुरू हुआ। भारतीय घरों का यह एक अनिवार्य मसाला है, जो करी पाउडर, अचार के मसालों, बेक की हुई चीजों और मांस–मछली में प्रयोग किया जाता है; यहां तक कि तम्बाकू उत्पादों में भी इसका प्रयोग होता है।

इथियोपिया में धनिये को *बेरबेरे* का स्वाद बढ़ाने के लिए इस्तेमाल किया जाता है, जो मांस और शाकाहारी व्यंजनों में प्रयोग किया जाने वाला एक मसालेदार तीखा मिश्रण है (फॉसिल, 1996)। धनिया जिन जैसे

अल्कोहलिक पेय पदार्थों का भी स्वाद बढ़ाता है और माना जाता है कि यह मदहोशी को और भी बढ़ा देता है। राई के प्रसिद्ध रूसी ब्रेड *बोरोडिंस्किज च्लेब* में भी धनिया अनिवार्यतः मिलाया जाता है। चीन में धनिये की जड़ व्यंजनों में इस्तेमाल की जाती है।

धनिया के परिपक्व सूखे फलों द्वारा 0.3 से 2.6 प्रतिशत तक वाष्पशील तेल और 9.9 से लेकर 27.7 प्रतिशत तक वसायुक्त तेल निकलता है (डाइडेरिक्सन, 1996)। वाष्पशील और वसायुक्त, दोनों ही तेल उद्योगों में इस्तेमाल होते हैं, हालांकि आधुनिक विकल्पों को वरीयता दी जाती है। वाष्पशील तेल आसवन के जरिये निकलता है और भोजन तथा सौंदर्य प्रसाधनों में प्रयोग किया जाता है। फलों की तरह यह भी एक कॉर्मिनेटिव (गैस दूर करने वाला) है।

अपने समूह के अन्य तेलों की अपेक्षा यह ज्यादा टिकाऊ होता है और इसकी महक लम्बे समय तक बरकरार रहती है। तेल को बाइसल्फाइट से संसाधित करने पर डिसिलैल्डिहाइड (धनिया तेल के वजन का 0.1 प्रतिशत) प्राप्त होता है (डाइडेरिक्सेन, 1996)। व्यावसायिक तेल में संतरे, देवदार और तारपीन के तेल तथा एनीथोल अथवा एनीसीड के तेल की मिलावट होती है (भटनागर, 1950)। इसका मुख्य तत्व लिनालूल आगे की तकनीकी प्रोसेसिंग में आधार का काम करता है।

पारम्परिक तौर पर सर्दी–जुकाम, बुखार, मितली, उबकाई, अपच, कृमि, गठिया, मिर्गी, तनाव, अनिद्रा और जोड़ों के दर्द जैसी समस्याओं के लिए तैयार किये जाने वाले कई घरेलू नुस्खों में धनिये का प्रयोग किया जाता है। भारत में इसके फलों को कॉर्मिनेटिव, मूत्रवर्द्धक, टॉनिक और भूख बढ़ाने वाली तथा साथ ही एंटीबाइलियस, शीतलता देने वाली और कामोत्तेजक औषधि के तौर पर इस्तेगाल किया जाता है। यह अल्सर और गठिगा के लिए एक बाह्य उपचार है (हेगी, 1926)।

लोश (1903) ने वर्णन किया है कि दुबारा सुखाने से पहले कैसे इसके फलों को वाइन अथवा सिरके में रात भर भिगोना चाहिए ताकि इसमें मौजूद वे रासायनिक तत्व निकल जाएं जिनके कारण चक्कर आते हैं। घाव भरने वाले धनिये के कई गुणों का श्रेय इसमें मौजूद फाइटोन्युट्रिएंट्स

और बॉयोएक्टिव तत्वों को दिया जाता है (राजेश्वरी तथा अन्य, 2011)। इसमें एलिफेटिक लैक्टोन्स, तारपीन, ग्लिसराइड, एंथ्राक्विनोन्स, स्टेरॉल्स और शुद्ध तेल शामिल हैं। संभवतः बाइल सिंथेसिस को बढ़ाने की इसकी योग्यता के कारण ये लिपिड स्तर को भी कम कर सकता है। जानवरों पर किए गए प्रयोगों से इस पौधे के एंटी आर्थरिटिक, एंटी इन्फ्लेमेटरी, एंटी ऑक्सिडेंट, एंटी माइक्रोबॉयल, एंक्जियोलिटिक, एंटीकॉन्चल्सिव, एंटी डिप्रेसेंट और न्यूरोप्रोटेक्टिव गुणों का भी पता चला है।

हैग्गाग (2011) ने पाया कि *कोरिएंडर सैटिवम* खा रहे चूहों में नेफ्रोटॉक्सिसिटी तथा हेपेटोटॉक्सिसिटी में कमी आती है। यह दवा बनाने में प्रयुक्त तत्वों के स्वाद अथवा गंध को दबाने का भी गुण रखती है (जेन्सेन, 1981)। यह हर्ब ऑक्सिडेटिव तनाव संबंधी बीमारियों से बचाव में भी मदद कर सकती है (टैंग तथा अन्य, 2013)। *कोरिएंडर सैटिवम* का टेस्टोस्टेरॉन अथवा कोलेस्ट्रॉल स्तर पर कोई प्रभाव नहीं दिखता, न ही प्रजनन अथवा एंडोक्रिनिक कार्यप्रणाली पर (अल–सुहैमी, 2008)। इसके हाइपोग्लाइसेमिक (ब्लड सूगर की कमी संबंधी) गुणों को पुष्ट करने के लिए मनुष्यों पर किये गए गए परीक्षण सफल रहे हैं।

इसके शुद्ध तेल में ग्राम पॉजिटिव (एस.ऑरियस, बेसिलस प्रजाति) और ग्राम निगेटिव (ई.कोली, एस.टाइफी, के.न्यूमोनिया, पी.मीराबिलिस) बैक्टीरिया तथा पैथोजेनिक फंगस सी.अल्बिकन्स के खिलाफ स्पष्ट एंटीबैक्टीरियल और एंटीफंगल सक्रियता देखने को मिली है (मेटास्योह तथा अन्य, 2009)। अपने अध्ययन में डी. अल्मीडिया तथा अन्य (2014) ने *कोरिएंडर सैटिवम* की पत्तियों में एंटीफंगल क्षमताएं देखी हैं। ट्रिबोलियम कन्फ्यूसम डुआल (कन्फ्यूज्ड फ्लोर बीटल) और कैलोसोब्रूकस मैकुलेटस एफ (काउपी सीड बीटल) के खिलाफ इसके शुद्ध तेल की जैविक सक्रियता को खानी तथा अन्य (2012) ने प्रमाणित किया है, जो अनाज की फसल के लिए कीटनाशक के तौर पर इसकी क्षमता का संकेत है।

क्युमिनम सिमिनम (जीरा)

क्युमिनम सिमिनम या जीरा पार्सली परिवार का एकवर्षीय पौधा है। यदा–कदा ही यह एक मीटर से अधिक ऊंचाई का होता है, इसके फूल छतरी की संरचना में होते हैं। यह भारत, भूमध्यसागरीय क्षेत्र, यूरोप, ईरान तथा एशिया और अफ्रीकी इलाकों का देशी पौधा है। मैक्सिको, लैटिन अमेरिका और संयुक्त राज्य में यह एक आयातित प्रजाति है।

जीरे का तेल इसके परिपक्व फलों के आसवन से निकाला जाता है।

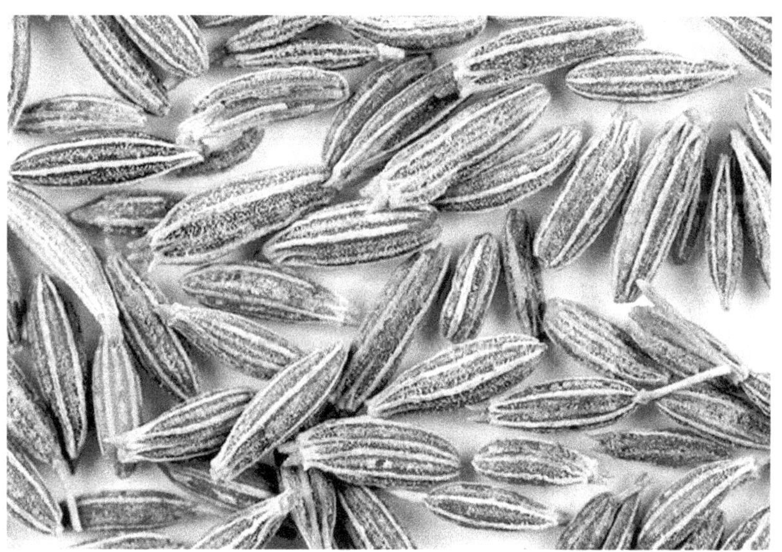

चित्र 19. जीरा, संजय आचार्य द्वारा

इसका रंग हल्का पीला होता है और समय बीतने के साथ इसमें गढ़ा पीलापन आने लगता है। इस तेल में काफी तीखी गंध होती है और कैरवे, एंजेलिका, रोजमेरी तथा केमोमाइल के साथ यह अच्छी तरह मिल जाता है। हालांकि यह विषाक्त नहीं होता, किन्तु यह तेल फोटोट्रॉपिक होता है और त्वचा के संपर्क में आने पर त्वचा में सूजन पैदा कर सकता है। मांसपेशियों के दर्द को ठीक करने में यह तेल उपयोगी है।

तेल निकाल लिए जाने के बाद बचे जीरे की खली (निचुड़ा हुआ खोखल) में 23 प्रतिशत कार्बोहाइड्रेट, 19 प्रतिशत प्रोटीन, 10 प्रतिशत वसा और 5.5 प्रतिशत घुलनशील खाद्य फाइबर मौजूद रहता है। इसमें थियामिन (0.05 मि.ग्रा./100 ग्रा.), रिबोफ्लाविन (0.28 मि.ग्रा./100 ग्रा.), और नियासिन (2.7 मि.ग्रा./100 ग्रा.) भी मौजूद होते है। यह खनिजों का एक समृद्ध स्रोत है : $Fe2+$ (6.0 मि.ग्रा./100 ग्रा.) और $Zn2+$ (6.5 मि.ग्रा./100 ग्रा.)। मोनोटर्पीन, हाइड्रोकॉर्बन्स, आक्सिजिनेटेड मोनोटर्पीन, ऑक्सिजिनेटेड सेसक्विटरपिनॉएड्स, संतृप्त तथा असंतृप्त वसा अम्ल, एल्डिहाइड्स, फेनॉलिक्स, फ्लैवोनॉइड्स और टैनिन्स की पहचान इस पौधे में की जा चुकी है।

भारत दुनिया भर में जीरे का सबसे बड़ा उत्पादक, उपभोक्ता और निर्यातक है। 2009–2010 में भारत का अनुमानित उत्पादन 290,000 मेट्रिक टन था; इसकी घरेलू खपत 100,000 मेट्रिक टन थी, जबकि वैश्विक खपत 187,000 मेट्रिक टन थी (इंडियाबुल्स कमोडिटीज लिमिटेड)। मुख्यतः मसाले के उत्पादन और निर्यात को बढ़ावा देने वाले सरकार द्वारा संचालित इंडियन स्पाइस बोर्ड के मुताबिक भारत ने 2009–2010 में 49,750 मेट्रिक टन जीरे का निर्यात किया था। सीरिया (10,000–20,000 मेट्रिक टन), ईरान (5,000–10,000 मेट्रिक टन), और चीन (8,000 मेट्रिक टन) जीरे के अन्य प्रमुख उत्पादकों में हैं। मैक्सिको, पुर्तगाल, स्पेन, जापान, नीदरलैंड, फ्रांस और मोरक्को में भी कुछ उत्पादन होता है। 10 प्रतिशत जीरे का उपभोग सीरिया और टर्की करते हैं; बाकी यूरोप, संयुक्त राज्य और लैटिन अमेरिका में निर्यात होता है। मांग को पछाड़ देने वाली आपूर्ति के चलते, जीरे का बाजार मूल्य कम है, लिहाजा भविष्य में इसकी खेती में कमी हो सकती है।

प्राचीन मिस्र, ग्रीस, रोम और चीन जीरे के उत्पादक और उपभोक्ता

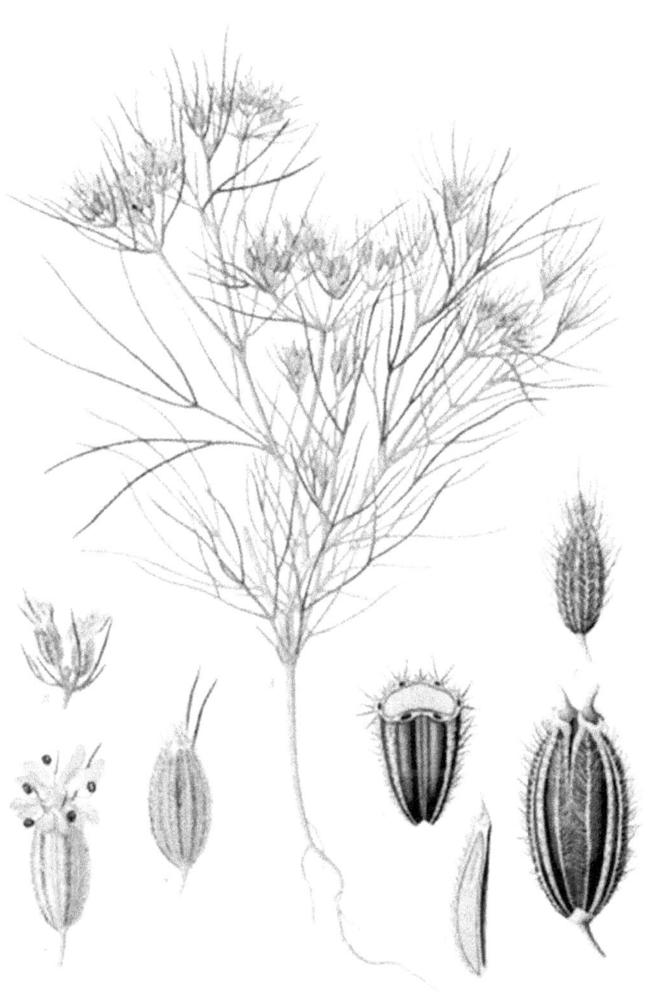

चित्र 20. क्युमिनम सिमिनम, फ्रांज यूजेन कोहलर द्वारा

थे। मिस्र के कई पुरातात्विक स्थलों से जीरे के बीज प्राप्त हुए हैं। 1550

ई. की पैपिरी में और खुदाई में प्राप्त 5वीं सदी ई.पू. के मिट्टी के बर्तनों में जीरे, शहद और जमे हुए दूध से खांसी के लिए तैयार किये गए नुस्खे मिले हैं (पूल, 2001)। फरीसियों ने जीरे पर लगान वसूला था, जिससे स्थानीय अर्थव्यवस्था में इसके महत्व का संकेत मिलता है।

सबसे प्राचीन मिस्री चिकित्सकीय ग्रंथों में से एक *हर्स्ट पैपिरस* (लगभग दूसरी सहस्राब्दी ई.पू. का उत्तरार्द्ध) में जीरे के बीज का जिक्र बतौर एक औषधि तथा मिस्र के देशी बीज के रूप में किया गया है। ग्रंथ के 28वें, 55वें और 125वें पैराग्राफ में कई नुस्खे दिये गए हैं। ''बीजों को शक्तिवर्द्धक और गैस की समस्या में कारगर माना जाता था। वे अक्सर धनिये के साथ फ्लेवर के लिए इस्तेमाल होते थे। जीरे को गेहूं के आटे में गूंथकर किसी भी दर्द वाली जगह या गठिया प्रभावित जोड़ों पर पीड़ा से राहत के लिए लगाया जाता था। जीरे के पाउडर को ग्रीज या सूअर की चरबी में मिलाकर एनल सपोजिटरी के तौर पर गुदा में डाला जाता था ताकि गर्मी खत्म हो और और खुजली बंद हो जाए।''

प्राचीन ग्रीसवासी और रोमन लोग इस मसाले से भली–भांति परिचित थे। ग्रीक लोग जीरे को खाने की मेज पर रखा करते थे, वैसे ही जैसे आज काली मिर्च रखी जाती है और मोरक्को में यह दस्तूर अब भी जारी है। जीरे को काली मिर्च का एक बेहतर विकल्प माना जाता था, जो भारत से आयात की जाने वाली एक महंगी चीज थी। प्लीनी ने लिखा कि पीसे हुए जीरे को ब्रेड, पानी अथवा वाइन में मिलाकर लेने से वह बेचैनी और हाजमे की समस्याओं को ठीक करता है, ऐसा ही चलन मिस्र में भी था।

प्राचीन रोमन और मिस्री जर्द और मुरझाए हुए चेहरे का आभास देने के लिए सौंदर्य प्रसाधनों में जीरे का इस्तेमाल करते थे। प्लीनी ने यह सलाह भी दी है कि इसके बीजों का धुम्रपान ''बौद्धिक फीकेपन'' का मनचाहा प्रभाव देता है। सुकरात इसे बौद्धिक पेशे में सहायक फायदेमंद चीज मानता था। जीरा इमानदारी को दर्शाता था और कई बार सैनिक तथा व्यापारी अपनी जेबों में जीरे के बीज रखा करते थे ताकि उन्हें याद रहे कि उनका परिवार उनके घर लौटने का इंतजार कर रहा है। प्राचीन रोम में एक कीमती मसाला होने के साथ ही जीरा कृपणता और लालच का भी एक प्रतीक था। मार्कस ओरेलियस और एंटोनियस पायस, जिन्हें अपनी कृपणता के लिए शोहरत

हासिल थी, पीठ पीछे ''क्युमिनस'' (जीरे वाला) के नाम से जाने जाते थे।

पैगम्बर यशोयाह, जिनका जन्म जूडा साम्राज्य में बताया जाता है, की मृत्यु के बाद लिखी गई आयतें इशारा करती हैं कि प्राचीन इजराइल में जीरा एक महत्वपूर्ण मसाला था। 7वीं सदी में इस्लाम और 1206 में मंगोलों के उभार के साथ मध्यपूर्व और यूरोप के बीच स्थापित व्यापार मार्ग और आपूर्ति श्रृंखला तितर–बितर हो गई। यहूदी एकमात्र तटस्थ व्यापारियों के रूप में उभरे। जो भी हो, मध्य युग के दौरान व्यापार सीमित था और मसालों की मात्रा यूरोप में कम हो गई थी। आखिरकार स्पेनिश और पुर्तगाली उपनिवेशवादियों ने अमेरिका में यह मसाला पेश किया क्योंकि 16वीं और 17वीं शताब्दी में इन क्षेत्रों पर बतौर यूरोपीय औपनिवेशिक ताकतों के उन्होंने नियंत्रण हासिल कर लिया था।

जीरे के प्राथमिक औषधीय गुण उसके बीज में होते हैं, जो कार्मिनेटिव, एंटीस्पैसमोडिक, एंटीबैक्टीरियल, ऐस्ट्रीन्जेंट, एंटी माइक्राबॉयल, एंटी डाइबेटिक, एंटी इन्फ्लेमेटरी और एनाल्गेसिक होते हैं। जीरा एक एमेन्गोग (मासिक धर्म बढ़ाने वाला) और गैलेक्टोगोग (दूध बढ़ाने वाला) होता है। यह मामूली पाचन, डायरिया, डिस्पेप्सिया, मॉर्निंग सिकनेस, पेट के दर्द, अपच से पैदा सरदर्द और गैस की समस्याओं से राहत दिलाने में इस्तेमाल होता है। जानवरों पर किये गए परीक्षणों में इस पौधे के हिपेटोप्रोक्टेटिव गुणों का भी संकेत मिला है। भारत में जीरा गैस की समस्या को दूर करने का एक चर्चित लोक प्रचलित उपचार है।

मध्यपूर्व में अदरक, बासिल और शहद मिला हुआ जीरे का काढ़ा खांसी, सर्दी–जुकाम और बुखार के इलाज में इस्तेमाल किया जाता है। भारत में इस मिश्रण में काली मिर्च भी मिलाई जाती है। जीरे के साथ पुदीने की रूखी हुई पत्तियों का रोवन श्वरान तथा नाक के रास्तों को खोलने में मदद करता है। अरब में जीरे तथा काली मिर्च और शहद का मिश्रण कामोत्तेजना के लिए इस्तेमाल किया जाता है।

आयुर्वेद में जीरे और पानी का काढ़ा भूख बढ़ाने, हृदय को सेहतमंद रखने, संज्ञानात्मक प्रकार्यों को बेहतर बनाने और आंखों को पोषण देने के लिए एक सामान्य फायदेमंद टॉनिक के तौर पर दिया जाता है। चीनी

पारम्परिक चिकित्सा में जीरा अक्सर खांसी और बुखार को ठीक करने के लिए लिये चाय में अथवा हाजमा दुरुस्त करने के लिए खाने में मिलाया जाता है।

मितली और बेचैनी के इलाज अथवा सांस की ताजगी के लिए जीरे के साबुत बीज चबाए जा सकते हैं। पेशियों की ऐंठन से राहत के लिए भी जीरे से बना काढ़ा इस्तेमाल होता है। पुराने समय में इसे मिर्गी और कंपकपी के लिए प्रयोग किया जाता था। चोट, सूजन, टांके और चोटिल मांसपेशियों के घाव भरने तथा संक्रमण से बचाव के लिए इसका लेप या इसकी पट्टी लगाई जा सकती है। समस्याग्रस्त स्थान पर लगाए जाने पर यह कवक रोगों से लड़ने मदद कर सकता है। प्राचीन भारतवासियों और मिस्रियों ने इसे सरदर्द तथा शारीरिक और मानसिक थकान के उपचार के लिए इस्तेमाल किया था। दालचीनी जैसे मसाले और हीराबोल अथवा लोबान जैसे रालयुक्त गोंद के साथ मिला दिये जाने पर इसे एक शक्तिशाली और प्रबल कामोत्तेजक औषधि माना जाता था। ऐसा विश्वास था कि जीरे का ज्यादा इस्तेमाल गर्भवती महिलाओं के लिए नुकसानदेह हो सकता है, यहां तक कि वह गर्भपात, मितली तथा पेट में हल्की बेचैनी की वजह बन सकता है। जीरे को बाल धोने के लिए भी इस्तेमाल किया जाता रहा है, और यदि इसे सिरके में भिगोकर रखा गया हो, तो कहा जाता है कि यह रूसी से लड़ने, बालों को मोटा और काला बनाने तथा उनकी लम्बाई बढ़ाने में भी मदद करता है। कूटे हुए जीरे को सामान्य तेल में सिझाकर, उसे सामान्य एनाल्जेसिक, रूबेफेसिएन्ट और डिसइन्फेक्टेंट के तौर पर लगाया जा सकता है। भोजन को सुपाच्य बनाने और उसके पोषक तत्वों को बढ़ाने के लिए उसमें जीरे की खली (तेल निकलने के बाद बचा खोखल) डाली जा सकती है (मिलान तथा अन्य, 2008)

जीरे का तेल आसवन के जरिये निकाला जाता है। मरहम, बाम, रोगन अथवा लेप बनाने के लिए इसे प्राकृतिक मोम, एस्टर्स अथवा सामान्य तेल में मिलाया जा सकता है। अरोमाथेरेपी में जीरे का तेल ऐंठन, मांसपेशियों की सामान्य परेशानी, दुश्चिंता, मितली, घटराहट और तनाव से राहत दिला सकता है। पारम्परिक तौर पर बताए जाने वाले इसके कई औषधीय गुणों का परीक्षण किया जा चुका है।

डेराक्शन तथा अन्य (2010) ने प्रायोगिक परीक्षण में के.न्युमोनिया के खिलाफ जीरे के तेल की संभावित क्षमता की पुष्टि की है। बोकेइयन तथा अन्य (2014) ने ई.कोली के विरुद्ध एक एंटीमाइक्रोबॉयल घटक के तौर पर इस तेल की पहचान की है। चूहों पर किये गए प्रयोग में साबू तथा अन्य (2014) ने जीरे में प्रबल एंटीडायरियल गुण पाए हैं। जगताप तथा अन्य (2010) ने पाया कि जीरे में एंटीडाइबेटिक विशेषताएं होती हैं और धंडपाणि तथा अन्य (2002) का दावा है कि यह मसाला डाइबेट्स मेलिटस (मधुमेह संबंधी समस्या) के इलाज में ग्लाइबेन्क्लेमाइड की अपेक्षा ज्यादा प्रभावशाली है।

कार्सिनोजेन मेटाबॉलिज्म (कैंसर संबंधी समस्या) को सुधारने में जीरे की कीमो–प्रिवेंटिव क्षमता का अध्ययन किया गया है (गगनदीप तथा अन्य, 2003)। सय्याह तथा अन्य (2002) ने पाया कि मैक्सिमल इलेक्ट्रोशॉक और पेन्टीलेनीटेट्राजोल–इंड्यूस्ड टॉनिक सीजर्स (मिर्गी की जांच और इलाज की पद्धतियां) में जीरे के तेल की एंटीकान्वल्सैंट खुराक (जितनी मिर्गी के मरीजों को दी जाती है) दिये जाने पर बेहोशी और शरीर या अंगो के शिथिल पड़ जाने की स्थिति पैदा हो सकती है।

बनियम बल्बोकास्टेनम और निगेला सैटिवा (शाही जीरा, कलौंजी, फिचेज)

शाही जीरा पूरी दुनिया में एक लोकप्रिय मसाला है, जिसकी बाइबिल संबंधी उत्पत्ति अस्पष्ट है। प्राचीन साहित्य और दस्तावेजों की छानबीन में दो नामों के संकेत मिलते हैं : *बनियम बल्बोकास्टेनम* और *निगेला सैटिवा*। *बनियम बल्बोकास्टेनम* शाही जीरे का वनस्पति वैज्ञानिक नाम है। यह उत्तरी अफ्रीका और दक्षिणी यूरोप के कुछ हिस्सों की देशी प्रजाति है।

यह एक बहुवर्षीय हर्ब है जो करीब आधे मीटर की ऊंचाई तक विकसित होती है। इसकी पत्तियां और जड़ कच्ची या पकाकर भी खाई जा

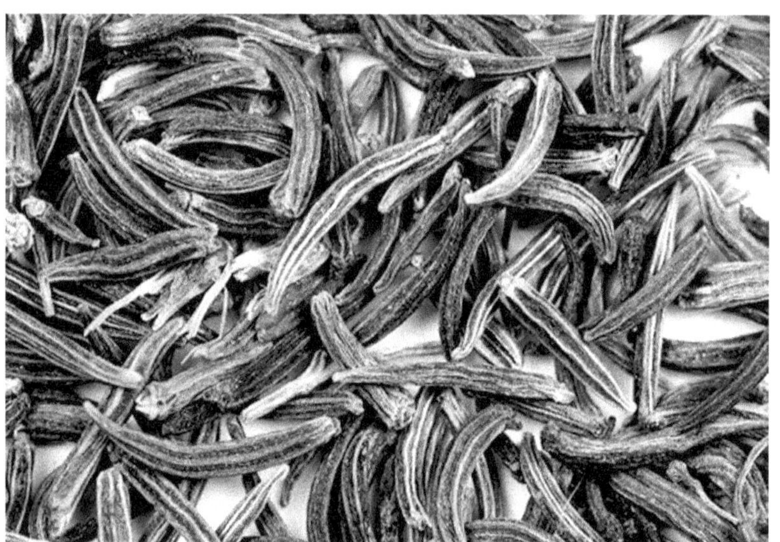

चित्र 21. ''ब्लैक क्यूमिन'' संजय आचार्य द्वारा

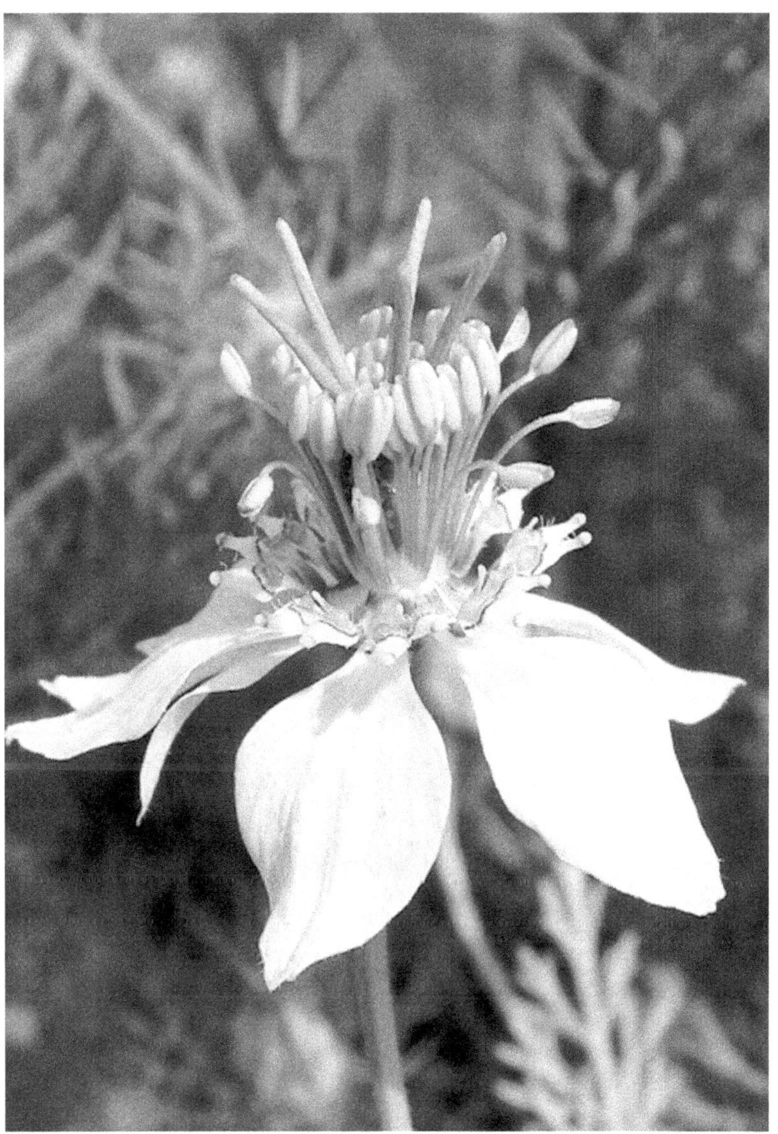

चित्र 22. वियेना बोटैनिकल गॉर्डेन में निगेला सैटिवा, आन्द्रे होज द्वारा

सकती हैं। पका दिये जाने पर इसमें मीठे चेस्टनट जैसा स्वाद आता है। इस पौधे के फूल और बीज खाने का स्वाद बढ़ाने के लिए तथा जीरे के विकल्प के रूप में प्रयोग किये जाते हैं। इसकी पत्तियों को पार्सली की तरह गार्निश करने तथा फ्लेवर के लिए इस्तेमाल किया जाता है।

निगेला सैटिवा (कलौंजी) दक्षिणी एशिया, अरबी प्रायद्वीप और यूरोप में पाई जाने वाली प्रजाति है। यह एकवर्षीय पौधा है जिसकी ऊंचाई एक फुट से भी कम होती है। इस पौधे पर सफेद और हल्के पीले नाजुक फूल खिलते हैं। *निगेला सैटिवा* के बीज पूरे भारत, मध्य पूर्व और भूमध्यसागरीय क्षेत्रों में खाना पकाने और पारम्परिक चिकित्सा के लिए इस्तेमाल किये जाते हैं।

भारत में व्यंजनों और औषधियों में इस्तेमाल होने वाली कलौंजी निगेला सैटिवा से मिलती है। बनियम बल्बोकास्टेनम कश्मीर के उत्तरी क्षेत्र तक सीमित है और पूरे दक्षिणी एशिया में इसकी उपलब्धता, उत्पादन और आपूर्ति बाधाओं पर निर्भर करती है। हदीथ के मुताबिक, माना जाता है कि पैगम्बर मुहम्मद ने कहा था कि 'जीरे में मौत को छोड़कर सभी बीमारियों का इलाज है' (सहीह बुखारी)। यह बात संकेत करती है कि ये मसाला अरब में स्थानीय

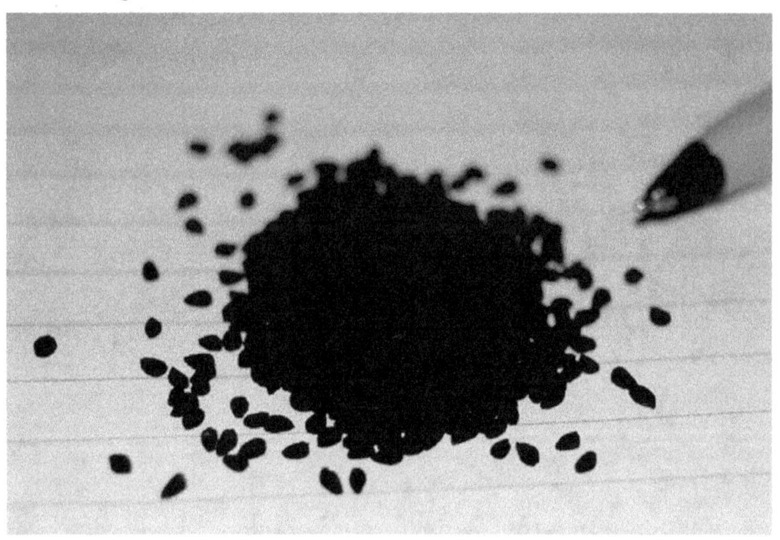

चित्र 23. कलौंजी

तौर पर उपलब्ध था।

मिस्री, असीरियाई, ग्रीक, यहूदी, रोमन, भारतीय और उत्तरी अफ्रीकी लोग शाही जीरे को प्राचीन काल से जानते रहे हैं। पुरातत्वविदों को तूतेनखामेन की कब्र (लगभग 1350–1323 ई.पू.) से शाही जीरे के तेल की एक बोतल प्राप्त हुई है, जो फिलहाल कैरो के मिस्री संग्रहालय में प्रदर्शन के लिए रखी हुई है। मिस्री पैपिरी से पता चलता है कि असंयमी दावतों के बाद पेट की समस्याओं को ठीक करने के लिए चिकित्सक अक्सर इसके बीज के सेवन की सलाह देते थे। वे इसके बीज को सरदर्द, दांत दर्द, सर्दी–जुकाम और संक्रमण के इलाज के लिए भी इस्तेमाल करते थे।

माना जाता था कि फराओ अख्नातेन की मुख्य पत्नी रानी नेफ़ेटी (लगभग 1370–1330 ई.पू.) अपने बालों और नाखूनों को मजबूत और चमकदार बनाने के लिए शाही जीरे के तेल का इस्तेमाल करती थी। क्लियोपैट्रा के लिए भी निश्चित है कि स्वास्थ्य और खूबसूरती के लिए वह इस तेल का प्रयोग करती थी। असीरियाइयों ने पेट संबंधी विकारों और खुजली, चकत्ते, दाग–धब्बे और दाद जैसी त्वचा की समस्याओं के इलाज में शाही जीरे के बीज के इस्तेमाल का जिक्र किया है। वे बाहरी तौर पर इसे आंखों, कानों और मुंह पर लगाते थे। यह व्यंजनों के मसाले के रूप में भी उपयोग किया जाता था। बाइबिल के यशोयाह (28:27) और एजिकील (4:9) से भी शाही जीरे के इस्तेमाल और महत्व का पता चलता है। प्राचीन भूमध्यसागरीय क्षेत्रों और पश्चिमी एशिया में इसे फिचेज भी कहा जाता था।

मिस्र, शाही रोम को जीरे का निर्यात करता था, जहां औषधियों और भोजनों में उसका इस्तेमाल किया जाता था। मांस को सुरक्षित रखने और शोरबे, पेस्ट्री तथा चीज जैसे खाद्य पदार्थों में फ्लेवर के लिए इस मसाले का इस्तेमाल होता था। खानों पर लिखने वाले रोमन लेखक एपियरा ने पीयर ऑमलेट बनाने की एक ऐसी विधि लिखी थी, जिसमें मसाले के तौर पर शाही जीरा पड़ता था। भारत और अफगानिस्तान में शाही जीरा रोटियों पर डाला जाने वाला पारम्परिक मसाला है। भुन दिये जाने पर यह बीज शोरबे, बिरियानी, अचार और मसालों में एक सुगंधित फ्लेवर ला देता है।

उत्तरी अफ्रीका में यह बीज कसकस और कीमे के व्यंजनों में पड़ता है।

अरबी इलाके के मशहूर मसाला मिश्रण *बहारात* में इसे भी डाला जाता है। पूरे मध्यपूर्व में इस मसाले को केक, मिठाइयों, अल्कोहलिक पेय पदार्थों, इत्र और टॉफियों में मिलाया जाता है। इसके बीज से खाने का तेल भी तैयार होता है। कूटे हुए बीज को उबलते पानी में डालकर बनाया गया इसका काढ़ा काफी लोकप्रिय है।

हर्बल चिकित्सा की सभी पद्धतियां (जैसे, यूनानी, तिब, आयुर्वेद और सिद्ध[1]) इसके बीज और तेल को कई तरह के विकारों के इलाज में उपयोगी मानती हैं। यूनानी पद्धति में शाही जीरे का जिक्र एक महत्वपूर्ण औषधि के तौर पर किया गया है। हिप्पोकेट्स हाजमे और लीवर की समस्याओं के इलाज के लिए शाही जीरे (अथवा ग्रीक में *मेलान्थियन*) की अनुशंसा करता है। आंतों के परजीवियों, दांत के दर्द, सरदर्द, श्वसन संकुचन और एम्नोरिया के इलाज में डायोस्कोरॉइड ने इस मसाले का उपयोग किया था। उसने मूत्रवर्द्धक के तौर पर तथा लैक्टेशन को बढ़ाने के लिए भी इसका इस्तेमाल किया था। प्लीनी दी एल्डर ने अपने *नेचुरेलिस हिस्टोरिया* में सांप के काटने, बिच्छू के डंक, पुराने ट्यूमर, फोड़े–फुंसियों और त्वचा के चकत्तों के उपचार के लिए शाही जीरे का उल्लेख किया था। नखलिस्तान की सर्वोत्तम स्थितियों में उगाए गए मिस्री बीज खासतौर पर मूल्यवान थे।

अरबी–इस्लामी संस्कृति में बुखार, अस्थमा, स्थायी सिरदर्द, मधुमेह, हाजमे, पीठ दर्द, संक्रमण और गठिया समेत कई विकारों में शाही जीरे के सेवन की सलाह दी जाती थी। अरबी संस्कृति में शाही जीरे को *हबातुल बरका* यानी 'वरदान का बीज' नाम से भी जाना जाता है। दरअसल, 7वीं सदी में इसकी लोकप्रियता के बाद से अब तक इसके बीज और तेल को एक महत्वपूर्ण घरेलू औषधि माना जाता रहा है। इब्न सीना उर्फ एविसेन्ना

---

1 सिद्ध चिकित्सकीय पद्धति दक्षिणी एशिया की सबसे आरंभिक हर्बल चिकित्सा पद्धतियों में से एक है। सिद्ध चिकित्सा का आरम्भ संभवतः आयुर्वेद से पहले दूसरी सहस्राब्दी ई.पू. सिन्धु घाटी सभ्यता के दौर में हुआ था। आर्यों ने इसे भारत के दक्षिणी हिस्सों में धकेल दिया था। इसके हर्ब और चिकित्सा संबंधी तौर–तरीके आयुर्वेद से मेल खाते हैं। संभवतः इसका कारण बाहर से आए आर्यों और भारत के देशी लोगों के बीच का करीबी संबंध था। सिद्ध पर अधिक जानकारी के लिए 'पूरब की हर्ब्स' शीर्षक आगामी पुस्तक देखें।

(980–1034 ई.) अपनी *कैनन ऑफ मेडिसिन* में इसका उल्लेख करते हुए कहता है कि ''यह शरीर की ऊर्जा को प्रेरित करता है तथा थकान और उदासी से निजात पाने में मदद करता है।'' इस मसाले के बारे में यह भी विश्वास प्रचलित है कि यह शरीर के शुद्धीकरण और जहरीले तत्वों को बाहर निकालने; बलगम कम करने और फेफड़े की कार्यक्षमता बढ़ाने; बुखार, सर्दी–जुकाम और खांसी ठीक करने; सरदर्द, त्वचा रोगों और घावों को ठीक करने; आंतों के परजीवियों और कृमियों को खत्म करने तथा जहरीले दंश और डंक से बचाने के लिए भी एक अच्छी चीज है।

इस प्रजाति के औषधीय गुण आधुनिक अनुसंधानों में परखे गए हैं। खान तथा अन्य (2013) ने पाया है कि यह पौधा एस.ऑरियस के खिलाफ कारगर है, हालांकि इसकी प्रभावशीलता अर्क के विलयन और प्रोसेसिंग की पद्धति पर निर्भर करती है। मधुमेह की परेशानियों और बुढ़ापे पर आधारित अध्ययनों में इसके अर्क के प्रभाव का परीक्षण किया गया है। (अहमद तथा अन्य, 2014)

मेमोरियल स्लोन केटरिंग कैंसर सेंटर के मुताबिक कई वैज्ञानिक अध्ययनों से ऐसा संकेत मिलता है कि इस पौधे के अणुओं में इम्यून मॉड्यूलेटिंग, एंटी ऑक्सिडेंट और हिपेटोप्रोटेक्टिव गुण होते हैं; तात्पर्य यह कि निगेला सैटिवा के बीज अस्थमा, उच्च रक्तचाप, र्यूमेटाइड गठिया, अपच, मधुमेह, त्वचा की सूजन, यहां तक कि कैंसर के इलाज में भी कारगर हैं। **USFDA** ने कैंसर सम्बंधी विकारों के इलाज और प्रतिरक्षा प्रणाली को बेहतर बनाने के लिए इस तेल का इस्तेमाल करने वाले दो पेटेंट को स्वीकृति दी है।

हक तथा अन्य (1999) द्वारा संचालित परीक्षणों में निगेला सैटिवा के बीजों में मौजूद प्रोटीन के इम्यूनोमॉड्यूलेटरी प्रभावों का प्रदर्शन किया गया है। डाडा तथा अन्य (1995) ने भी यह पाया है कि चूहों पर इस प्रजाति का हिपेटोप्रोटेक्टिव प्रभाव दिखाई देता है। दूसरे वैज्ञानिक अध्ययनों से यह बात भी सामने आई है कि इसके बीज और तेल हृदय रक्षक (एल ताहिर तथा अन्य, 1993) और गैस्ट्रोप्रोटेक्टिव (एल–अभार तथा अन्य, 2003) होते हैं। ये अध्ययन पैगम्बर मुहम्मद की उस बात को एक वैज्ञानिक दृढ़ता प्रदान करते हैं जिसमें उन्होंने जीरे को तमाम बीमारियों में कारगर बताया था। हालांकि,

ज्यादातर हर्बल औषधियों की तरह इस मामले में भी फिलहाल ऐसे अध्ययनों की सख्त जरूरत है, जो इन निष्कर्षों की पुष्टि कर सकें और नई दवाओं के विकास में सहयोग दे सकें।

सरसों

सरसों के पौधे की कई प्रजातियां हैं। *ब्रैसिका अल्बा* (पीली अथवा सफेद सरसों), *ब्रैसिका जुन्सी* (भूरी अथवा भारतीय सरसों) और *ब्रैसिका निग्रा* (काली सरसों अथवा ब्लैक इंग्रा) सरसों की सबसे प्रचलित प्रजातियां हैं। इसकी सभी प्रजातियों का स्वाद कड़वा होता है, सबसे ज्यादा कड़वापन काली सरसों में पाया जाता है और सबसे कम कड़वापन सफेद सरसों में होता है।

सरसों का यह कड़वापन उसमें मौजूद आइसोथियोसिनेट तत्व के कारण पैदा होता है, जो सरसों के बीज को ठंडे पानी के साथ पीसे जाने पर विकसित होता है। इसे पीसे जाने पर माइरोसिन एंजाइम निकलता है जो सिनिग्रिन ग्लाइकोसाइड अणुओं की प्रतिक्रिया से एक गंधक यौगिक का निर्माण करता है। सरसों का तेल उसके बीज से प्राप्त होता है। तेल को खौलाए जाने अथवा दूसरी चीजों के साथ मिलाने पर इस कड़वेपन में कमी आती है।

ग्रीक और रोमन लोग सरसों को चटनी की तरह इस्तेमाल करते थे तथा वाइन के साथ सरसो के बीज पीसकर मांस के लिए एक सॉस बनाते थे। चटनी के तौर पर यह मसालेदार बीज हान वंश (206 ई.पू.– 221 ई.) में काफी लोकप्रिय था। 16वीं और 17वीं शताब्दी में यूरोपीय शासक सरसों की चटनी को मूल्यवान मानते थे।

उत्तरी अमेरिका में सरसों यूरोपीय लोगों द्वारा लाई गई थी और आज तक वह इस क्षेत्र के सबसे लोकप्रिय मसालों में एक है। *ब्रैसिका अल्बा* (सफेद सरसों) का स्वाद सबसे हल्का होता और इसे पारम्परिक पीली

अमेरिकी मस्टर्ड बनाने में इस्तेमाल किया जाता है। *ब्रैसिका जुन्सी* (भूरी सरसों) गाढ़े पीले रंग की, कड़वे स्वाद वाली होती है और डिजोन मस्टर्ड बनाने में इस्तेमाल होती है। भूरी सरसों को उगाना काली सरसों के अपेक्षा

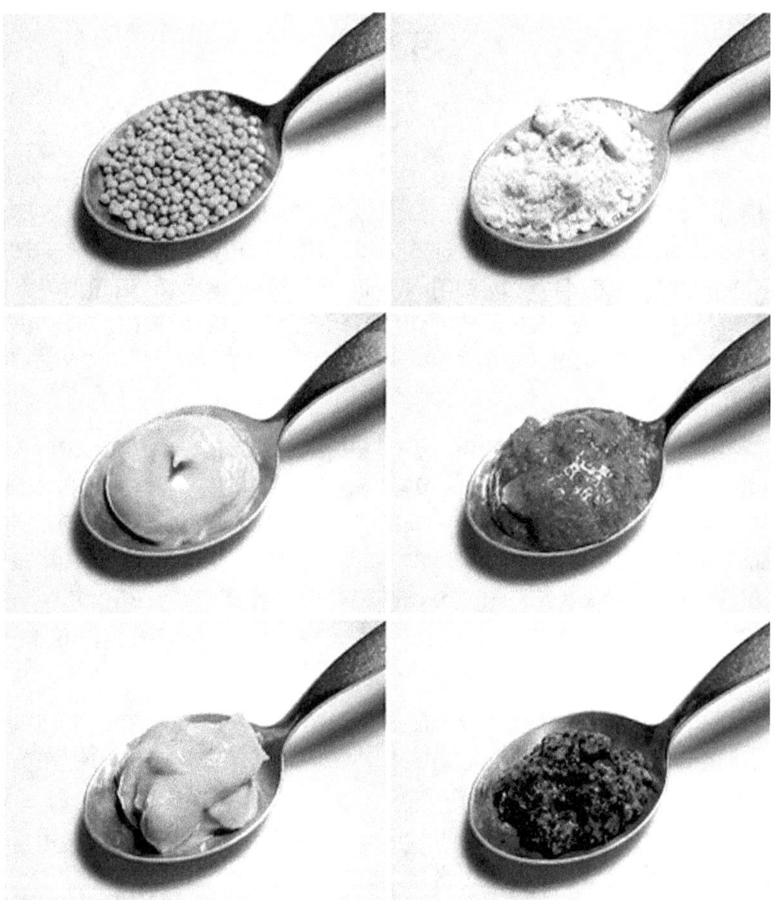

चित्र 24. सरसों के बीज (ऊपर बाईं तरफ), सरसों के बीज का पाउडर (ऊपर दाईं तरफ), हल्दी–सरसों की चटनी (बीच में बाईं तरफ), बावेरियन मीठी सरसों (बीच में दाईं तरफ), डिजॉन मस्टर्ड (नीचे बाईं ओर), काली सरसों से बनी फ्रांसीसी मस्टर्ड (नीचे दाईं तरफ)

काफी आसान होता है, जिसे 19वीं सदी के छठें दशक में व्यावसायिक उत्पादों में प्रचलन से बाहर कर दिया गया था।

ब्रैसिका अल्बा एकवर्षीय प्रजाति है जो संभवतः भूमध्यसागरीय क्षेत्रों में पैदा हुई थी, हालांकि फिलहाल यह पूरी दुनिया में पाई जाती है। एक चम्मच *ब्रैसिका अल्बा* में 87.1 मिग्रा. ओमेगा–3 फैटी एसिड, 84.2 मिग्रा. ओमेगा–6 फैटी एसिड, 22.2 मिग्रा. पोटैशियम, 27.3 मिग्रा. फास्फोरस, 9.7 मिग्रा. मैग्निशियम और 16.9 मिग्रा. कैल्सियम होता है। दुनिया के कई हिस्सों, खासकर ग्रीस और दक्षिणी एशिया में यह एक लोकप्रिय चटनी है।

दक्षिणी एशिया में सरसों के पौधे के सभी हिस्से खाए जाते हैं। इसका तेल सलाद, शोरबे, स्टु और सूप में इस्तेमाल होता है। भारतीय महाद्वीप में अपेक्षाकृत कम कड़वेपन वाला नेवाड़ी तेल सरसों के भुने हुए बीजों से तैयार किया जाता है। यह तेल गाढ़े भूरे रंग का और चीनी तिल के तेल जैसे तीखे स्मोकी फ्लेवर वाला होता है। नेपाली और भारतीय कई ठंडे व्यंजनों

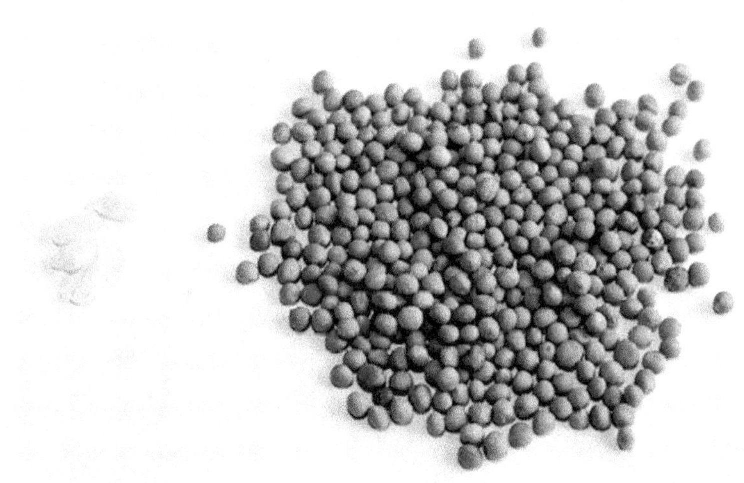

चित्र 25. 'सिनेपिस सीड' कहे जाने वाले चावलों के साथ सफेद सरसों के बीज, एडाल अन्तोन लेफ्टेरोव द्वारा

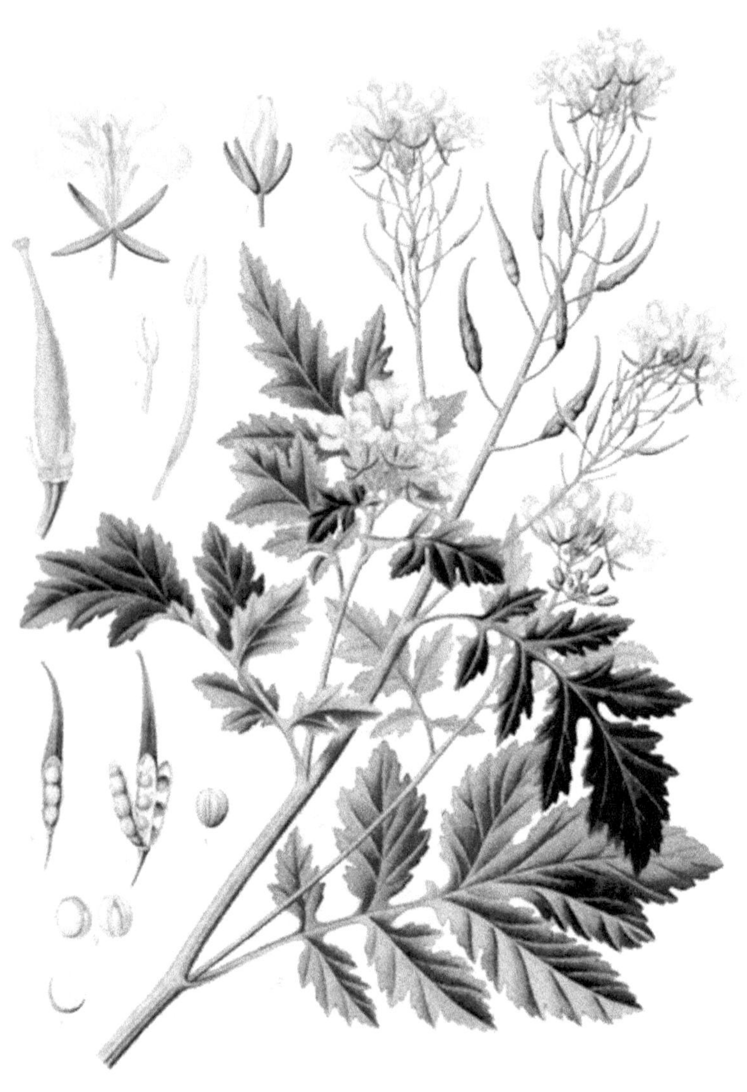

चित्र 26. ब्रेसिका अल्बा, फ्रांज यूजेन कोहलर द्वारा

में स्वाद बढ़ाने के लिए इसका इस्तेमाल किया जाता है।

ब्रैसिका जुन्सी यूरोप, चीन, दक्षिण—पूर्वी एशिया और भारत में इस्तेमाल होने वाली सामान्य भूरी सरसों है। दक्षिणी रूस, साइबेरिया, काकेशस और मध्य एशिया में खर—पतवार के रूप में तथा दक्षिणी एशिया, अफ्रीका और अमेरिका में आकस्मिक अथवा जंगली पौधे के रूप में उगती है। एशिया के कुछ हिस्सों और रूस में इसके बीज से निकले तेल को रिफाइंड करके खाने में इस्तेमाल किया जाता है। तिलहन की यह किस्म उत्तरी अमेरिका, मुख्यतः मेनिटोबा, सस्काचेवान और अल्बर्टा के कनाडाई मैदानी प्रान्तों में मसाले के तौर पर भी उगाई जाती है।

ब्रैसिका निग्रा अथवा काली सरसों (ब्लैक सीड पर आधारित नाम) भूमध्यसागरीय क्षेत्र और भारत में चटनी तथा औषधि के रूप में प्रयोग की जाती है। भारत में स्थानीय तौर पर इसे राई के नाम से जाना जाता है। यहां इसे आम और हरी मिर्च की चटनी तथा अचारों एवं अन्य व्यंजनों में इस्तेमाल किया जाता है। यह शोरबे को एक विशिष्ट स्वाद प्रदान करती है। उत्तरी—पूर्वी अफ्रीका में एक सब्जी के तौर पर भी इसकी खेती होती है। *ब्रैसिका निग्रा* एक ऐसा एकवर्षीय पौधा है जो शायद ही कभी दो मीटर से अधिक ऊंचा होता है। सरसों के फूल पीले होते हैं और खिली हुई सरसों के खेत किसी पीली कालीन की तरह दिखते हैं।

कनाडा 200,759 मेट्रिक टन सरसों के बीज का उत्पादन करता है तथा वैश्विक बाजार में उसकी भागीदारी 57 प्रतिशत (141,660) है, उसके बाद नेपाल, यूक्रेन और म्यांमार आते हैं। 2010 के FAO के आकलन के अनुसार नेपाल 149,625 मेट्रिक टन, यूक्रेन 64,400 मेट्रिक टन और म्यामार 58,380 मेट्रिक टन सरसों का उत्पादन करता है। यदि कुल वैश्विक उत्पादन की बात की जाए तो भारत औसतन 6 मिलियन मेट्रिक टन सरसों (मुख्यतः *ब्रैसिका जुन्सी* और *ब्रैसिका कम्पेस्ट्रिस*) का उत्पादन करता है, जो कनाडा की तुलना में बहुत अधिक है; हालांकि भारत अपने उत्पादन का कुछ ही अंश निर्यात करता है।

दरअसल, एरुसिक एसिड की अत्यधिक मात्रा इसे वैश्विक निर्यात के लिहाज से अनुपयुक्त बना देती है, इसलिए इसका ज्यादातर हिस्सा स्थानीय

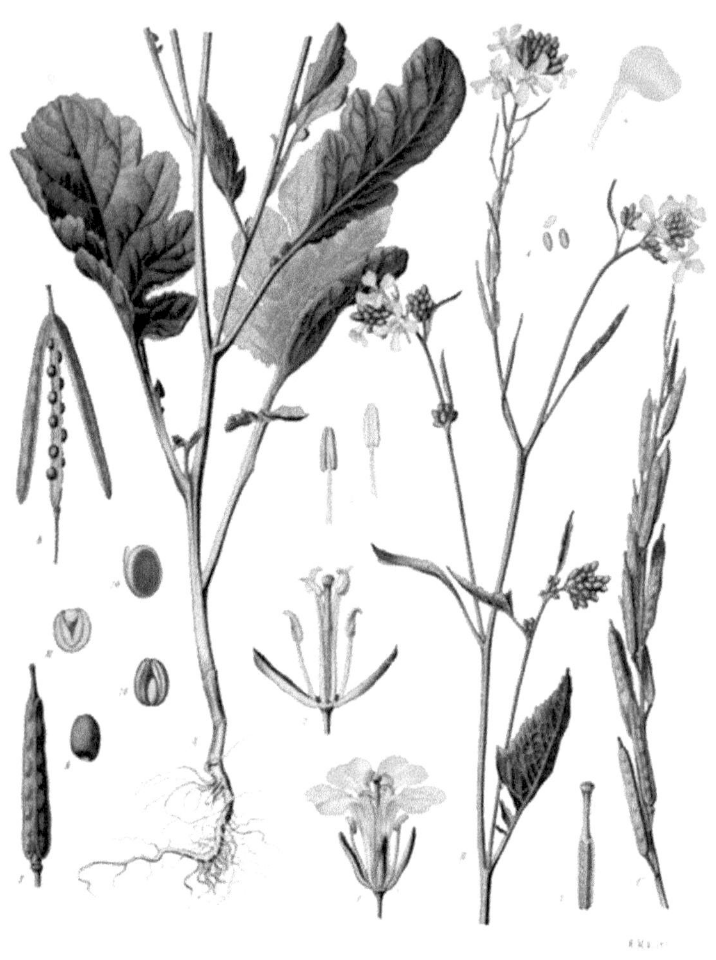

चित्र 27. ब्रेसिका निग्रा, फ्रांज यूजेन कोहलर द्वारा

तौर पर खाने के तेल, साबुन तथा हिन्दू मंदिरों में जलाए जाने वाले दिये (हालांकि यह प्रथा आधुनिकता के साथ लुप्त होती जा रही है) में इस्तेमाल होता है। सरसों की खली, तेल उद्योग का एक बाई–प्रोडक्ट है जो पशुओं के

चारे के रूप में ग्वालों के बीच काफी लोकप्रिय है। FAO के आंकड़े बताते हैं कि संयुक्त राज्य सरसों का सबसे बड़ा आयातक है, जो कुल वैश्विक आयात के 24 प्रतिशत (64,812 मेट्रिक टन) का हिस्सेदार है; उसके बाद जर्मनी और बांग्लादेश का नंबर आता है जो क्रमशः 17 और 12 प्रतिशत आयात करते हैं। अमेरिका और यूरोप में इसका उपभोग खासकर चटनी और मसाले के रूप में होता है, जबकि बांग्लादेश तथा अन्य एशियाई देशों में इसे ज्यादातर खाने के तेल के तौर पर इस्तेमाल किया जाता है।

सरसों मनुष्यों द्वारा इस्तेमाल किये जाने वाले सबसे पुराने मसालों में से एक है। गौतम बुद्ध (लगभग 563–480 ई.पू.) की एक रूपक कथा के मुताबिक बुद्ध ने अपना एकलौता बच्चा खो चुकी एक दुखियारी मां को किसी ऐसे परिवार से एक मुट्ठी सरसों मांगकर लाने को कहा था, जिसने कभी कोई बच्चा, पति, मां–बाप अथवा दोस्त न खोया हो। जब वह मां ऐसे किसी परिवार को खोज पाने में असफल रही, तो उसने महसूस किया कि मृत्य सभी का सत्य है, इसलिए अपने दुख में स्वार्थी नहीं बनना चाहिए।

कुरान में भी, खुदा ने कहा है कि कयामत के दिन न्याय के तराजू पर सरसों के बीज बराबर भी तौला जाएगा, क्योंकि हिसाब रखने में खुदा सर्वाधिक समर्थ है। यहूदी ग्रंथ ज्ञात दुनिया की तुलना सरसों के बीज से करता है। बाइबिल, कुरान के हदीस और हिन्दू ग्रंथों में सरसों के बीज और आस्था के बीच एक करीबी संबंध दिखाई देता है। मैथ्यू तथा दूसरों की गॉस्पेल में सरसों और आस्था के बीच के रिश्ते का जिक्र किया गया है। सरसों ईश्वर की नजर में इंसान और दुनिया की तुच्छता का प्रतीक है। वह विनम्रता का भी प्रतीक है।

फराओ की कब्र में सरसों के बीज मिले हैं। उन्हें सौभाग्य लाने वाला माना जाता था। रोमन साम्राज्य के विस्तार के साथ सरसों गॉल, स्पेन और इंग्लैंड तक पहुंच गई। राजा चार्लमैगन ने पेरिस के मठों के आसपास मौजूद उद्यानों में सरसों लगवाई थी, जो फिलहाल फ्रांस के मशहूर सरसों उद्योग की बुनियाद बन रहे हैं। 1634 के एक कानून ने डिजोन को सरसों–उत्पादन के खास अधिकार दिये थे, जो अब अपनी सरसों के लिए काफी विख्यात है। जर्मनी की लोक कथाओं में दुल्हनें अपनी पोशाक में सरसों के बीज सिला करती थीं ताकि नए घर में वह उन्हें ताकत दिला सके। इसके पीछे संभवतः

यह वजह थी पुरुष स्त्रियों के साथ अपने आश्रितों जैसा बर्ताव करते थे, जबकि सरसों को भाग्यशाली बनाने वाला माना जाता था। उत्तरी यूरोप में सरसों के बीज दुष्ट आत्माओं को दूर रखने वाले बताए जाते थे।

हर्बल चिकित्सा में सरसों का इस्तेमाल अक्सर होता आया है। हिप्पोकेट्स ने कई औषधियों और लेपों में सरसों का प्रयोग किया था। पाइथागोरस ने सरसों का जिक्र बिच्छू डंक के इलाज के तौर पर किया है। सरसों को रक्त संचार तेज करने वाला बताया जाता था। सरसों के प्लास्टर सूजन वाली जगह का रक्त प्रवाह बढ़ाने में मदद करते थे, इसलिए जल्दी लाभ पहुंचाते थे। त्वचा में रक्त संचार को बढ़ाने की वजह से सरसों सरदर्द, नसों के दर्द और ऐंठन से राहत दिलाती है। यूरोप और चीन में सरसों को कामात्तेजक औषधि माना जाता था। पर्याप्त मात्रा में लिए जाने पर यह शरीर को गर्म रखती है।

दांत दर्द, मांसपेशियों की ऐंठन, बंद नाक और हाजमें की समस्याओं से राहत के लिए सरसों का इस्तेमाल किया जाता था। फ्रांसीसी भिक्षु जख्मों के इलाज के लिए सरसों का प्रयोग करते थे। त्वचा में सनसनी पैदा करने वाला इसका लेप गठिया के दर्द से निजात दिलाता था। कुटी हुई सरसों पर डाले गए गर्म पानी से नहाना दुखते पैरों, सर्दी–जुकाम और सरदर्द के लिए काफी स्फूर्तिदायक और अच्छा होता है। सरसों गंजेपन, मिर्गी, सर्पदंश और दांत दर्द के इलाज में इस्तेमाल की जाती थी। पाचन, मूत्रवर्द्धन, शक्तिवर्द्धन और उल्टी कराने के लिए बीज का आन्तरिक तौर पर भी प्रयोग होता था। ऐसा कहा जाता है कि सरसों का तेल बालों की लम्बाई बढ़ाता है और ग्रामीण भारत में यह बालों का एक लोकप्रिय तेल है। हालांकि कई बार ऐसा पाया गया है कि सीधे त्वचा पर लगाए जाने से यह गंभीर जलन भी पैदा करता है।

आधुनिक विश्व के विकसित क्षेत्रों में *ब्रैसिका अल्बा* को औषधि के रूप में इस्तेमाल नहीं किया जाता। चीन में इसे बलगमी खांसी, टीबी और प्ल्युरिसी के इलाज में प्रयोग किया जाता है। मनुष्यों के कुछ सीमित साक्ष्य टीबी के लिए सरसों के प्लास्टर अथवा हर्ट अटैक से बचाव के लिए सरसों तेल का समर्थन करते हैं। इसके अलावा कुछ विरोधी साक्ष्य भी हैं जो सवाल पैदा करते हैं कि कॉलेस्ट्रॉल घटाने में सरसों तेल प्रभावी है भी या

नहीं। दक्षिणी एशिया में *ब्रैसिका अल्बा* का तेल पारम्परिक तौर पर मालिश के लिए इस्तेमाल होता है। इसके फायदेमंद प्रभाव वैज्ञानिक तौर पर नहीं परखे गए हैं।

ब्रैसिका जुन्सी एंटीबॉयोटिक प्रभाव वाली एक गर्म और उत्तेजक हर्ब है। इस प्रजाति के औषधीय गुण *ब्रैसिका निग्रा* जैसे ही हैं। इसके बीज चीन में ट्यूमर के इलाज में प्रयोग किये जाते हैं। चीनी लोग मूत्राशय के विकारों, सूजन और रक्तस्राव के उपचार के लिए सूप में सरसों की पत्तियां खाते हैं। अफ्रीका में गैलेक्टेगोग के तौर पर इसकी जड़ों का प्रयोग होता है। इसकी गंध मच्छरों को दूर भगाती है।

जावा में, ये पौधा एंटीसिफिलीटिक एमेनेगोग के रूप में इस्तेमाल किया जाता है। कहा जाता है कि सिर के पीछे इसकी पत्तियां लगाने पर सरदर्द से राहत मिलती है। *ब्रैसिका जुन्सी* में हिपेटोप्रोटेक्टिव गुण होते हैं जो लीवर की बीमारियों के उपचार में मदद कर सकते हैं (गुप्ता तथा अन्य, 2011)। सफेद नर चूहों पर किये गए परीक्षण में *ब्रैसिका जुन्सी* के बीज से भाप द्वारा तैयार किये गये अर्क की प्रभावी हाइपोग्लाइसेमिक गतिविधि देखी गई है, जो इसके बीज के मधुमेह–रोधी गुणों का संकेत देता है। (तिरुमलाई तथा अन्य, 2011)।

जेसिम (2012) ने 1–5 साल के बच्चों के दांतों के प्लेक में मौजूद स्टेफिलोकॉक्सी और एशरीचिया प्रजाति के खिलाफ *ब्रैसिका निग्रा* तेल की एंटीबैक्टेरियल प्रतिक्रियाएं पाई हैं जो जेंटामाइसिन और सिप्रोफ्लॉक्सासिन से तुलनीय हैं। स्टोनिन तथा अन्य (2007) ने कई पैथोजेनिक बैक्टिरिया के खिलाफ *ब्रैसिका निग्रा* के एंटीबैक्टेरियल गुणों को प्रदर्शित किया है।

चूहों पर किये गए कियासालरी तथा अन्य (2012) के परीक्षणों में देखा गया है कि *ब्रैसिका निग्रा* के बीज का अर्क मिर्गी के दौरे के इलाज में इस्तेमाल किया जा सकता है, संभवतः ऐसा इसके एंटीऑक्सिडेंट गुणों के कारण होता है जो एंजाइम सक्रियता तंत्र के जरिये काम करते हैं। *ब्रैसिका निग्रा* तेल का कड़वापन एरुसिक एसिड और ईसोथियोसिनेट से पैदा होता है, जिन्हें रक्त में ट्राइग्लिसराइड का संचय करने वाला बताया जाता है और इसीलिए इसे हृदय के लिए नुकसानदेह माना जाता है; हालांकि इन

नकारात्मक प्रभावों की पुष्टि के लिए मनुष्यों पर कोई परीक्षण नहीं किये गए हैं।

बावजूद इसके संयुक्त राज्य और यूरोप के कुछ हिस्सों में सरसों तेल को केवल बाहरी इस्तेमाल के लिए मंजूरी दी गई है, उसे खाने के तेल के तौर पर नहीं बेचा जा सकता। *ब्रैसिका जुन्सी* की संकर प्रजाति से तैयार केनोला तेल को खाने में इस्तेमाल करने की अनुमति दी गई है क्योंकि इसमें एरुसिक एसिड की मात्रा काफी कम होती है।

मेंथा जीनस (पुदीना)

पुदीना मेंथा वंश से संबंधित है और इसकी दर्जनों प्रजातियां तथा संकर नस्लें हैं। प्रजातियों का आपसी संकरण प्राकृतिक तौर पर घटित होता है। *मेंथा अर्वेन्सिस* (जापानी पुदीना, मेंथाल), *मेंथा पाइपेरीटा* (पेपरमिंट), *मेंथा स्पिकेटा* (स्पियरमिंट) और *मेंथा सिटरेटा* (बर्गेमोट) उगाई जाने वाली चार प्रमुख प्रजातियां हैं। *मेंथा सिल्वेस्ट्रिस* एक अन्य जंगली पुदीना है जो मेंथा स्पिकेटा की तुलना में काफी अधिक पैदा होता होता है। यह प्रजाति मध्य पूर्व और इजराइल में चटनी तथा औषधि के तौर पर इस्तेमाल होती है। विद्वानों का मानना है कि *मेंथा सिल्वेस्ट्रिस* संभवतः वही पुदीना है जिसका जिक्र बाइबिल में किया गया है।

पुदीने की सभी प्रजातियां शाकीय होती हैं, जिनमें जल्दी ही फुनगियां और डंठलें आ जाती हैं। नई जड़ें और शाखाएं गांठों से निकलती हैं। पौधे की गांठ कई हिस्सों में बांटी जा सकती है और उन्हें अलग—अलग उगाया जा सकता है। इसके मिन्ट नाम की व्युत्पत्ति मिन्थो नामक एक खूबसूरत अप्सरा से हुई है, जिससे अपराध की दुनिया का ग्रीक देवता प्लूटो प्रेम करता था।

इसकी शाखाएं और पत्तियां मेंथॉल, कार्वोन, लिनालूल, और लिनानिल एसिटेट से समृद्ध तेल का स्रोत होती हैं। पुदीना विटामिन ए और विटामिन से भरपूर होता है। इसमें कुछ मात्रा विटामिन बी2 तथा कैल्सियम, जिंक, तांबा और मैग्निशियम खनिजों की भी होती है। स्पियरमिंट तेल पेपरमिंट तेल से मेल खाता है, लेकिन उसकी तुलना में थोड़ा मीठा और धानी रंग का होता है। सूखे पेपरमिंट में आमतौर पर 0.3 प्रतिशत वाष्पशील तेल होता

है जिसमें मेंथॉल (7–48 प्रतिशत), मेंथोन (20–46 प्रतिशत), मेंथिल एसिटेट (3–10 प्रतिशत), मेंथोफुरान (1–17 प्रतिशत) और 1,8–सिनेओल (3–6 प्रतिशत) मौजूद रहते हैं।

पेपरमिंट तेल में लिमोनीन, पुलेगोन, कैरियोफिलेन और पीनेन समेत कुछ अन्य यौगिक भी होते हैं। स्पियरमिंट में मौजूद कार्वोन यौगिक उसे एक खास गंध प्रदान करता है। स्पियरमिंट तेल में भी लिमोनीन, डिहाइड्रोकार्वोन और 1,8– सिनेओल की काफी मात्रा होती है। पेपरमिंट तेल से अलग, स्पियरमिंट तेल में मेंथॉल और मेंथोन की मात्रा बेहद कम होती है। तेल को पौधे के फूल वाले ऊपरी भाग से आसवन के जरिये निकाला जाता है।

मेंथा पाइपेरीटा (पेपरमिंट) दुनिया भर में फैली एक संकर प्रजाति है जो मेंथा एक्वेटिक (वाटरमिंट) और *मेंथा स्पिकेटा* (स्पियरमिंट) से तैयार हुई है। इसका यह नाम इसके विशिष्ट चरपरे (Peppery) स्वाद के कारण पड़ा है। मिंट परिवार और हर्बल चिकित्सा में पेपरमिंट अपेक्षाकृत नई प्रजाति है।

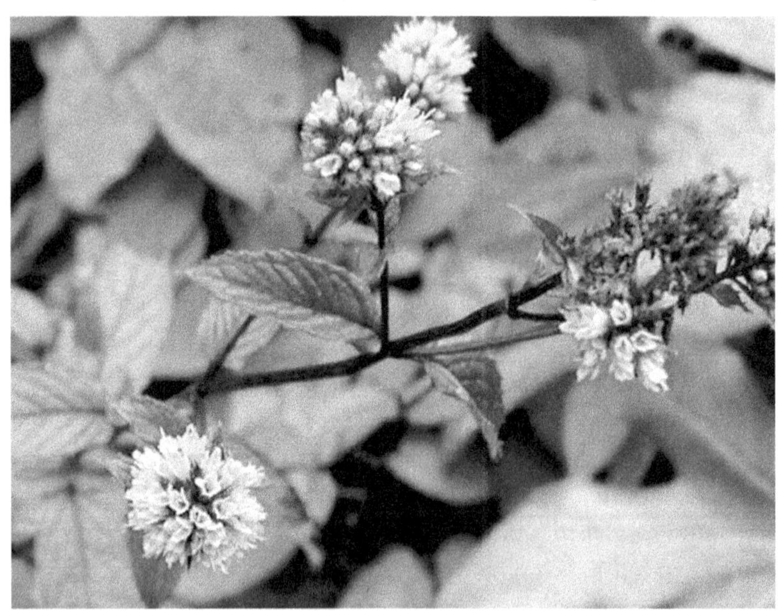

चित्र 28. 'मेन्था पाइपेरीटा', स्टेन पोर्स द्वारा

इसका वर्णन पहली बार 1696 में वनस्पतिशास्त्री जॉन रे (1628–1705) ने किया था, जिन्होंने इसे एक मैदान में पनपते हुए देखा था। 1721 में इसे *लंदन फार्माकोपिया* में जगह मिल गई। 1855 से ही यह प्रजाति पूरे उत्तरी अमेरिका में बड़े पैमाने पर उगाई जाने लगी और संयुक्त राज्य फिलहाल पेपरमिंट तेल का सबसे प्रमुख उत्पादक है।

मेंथा स्पिकेटा समशीतोष्ण से लेकर उष्णकटिबंधीय तक लगभग सभी मौसमों में बखूबी उगता है और करीब दो फीट की ऊंचाई तक बढ़ता है। हालांकि यह भूमध्यसागरीय क्षेत्रों का देशी पौधा है, लेकिन फिलहाल यह दुनिया भर में फैला हुआ है। गहरे हरे और भाले के आकार की इसकी दांतेदार पत्तियां मधुर फ्लेवर वाली होती हैं, जो खाने के बाद एक शीतल एहसास देती हैं। फूल आमतौर पर गुलाबी, बैंगनी–गुलाबी अथवा कभी–कभी हरे रंग के भी होते हैं। स्पियरमिंट की ताजी, सुखी अथवा बर्फ में जमी पत्तियां इस्तेमाल की जा सकती हैं और नमक, चीनी, अल्कोहल अथवा तेल में संरक्षित की जा सकती हैं। फसल की कटाई फूलों के आने की शुरुआत होने के बाद अथवा फूलों के मुरझाने से पहले कर ली जाती है, क्योंकि उसके बाद पत्तियां अपनी सुगंध खो देती हैं। इसकी डंठल का आधे से लेकर तीन–चौथाई तक हिस्सा काट दिया जाता है (नई डंठलों को पनपने की जगह छोड़कर)।

मेंथा स्पिकेटा का स्वाद पेपरमिंट की तुलना में हल्का होता है। इसे कैंडी, चुइंग–गम, चाय, मांस, मछली, शोरबे, सलाद, पेय पदार्थों, सिरके, जेली और सॉस के साथ–साथ टूथपेस्ट, सौंदर्य प्रसाधनों और त्वचा की देखभाल के उत्पादों में भी प्रयोग किया जाता है। गर्मी के मौसम में व्यंजनों पर रिपयरगिंट का छिड़काव ग्रीस और दक्षिणी एशिया में खासतौर पर लोकप्रिय है।

पुदीना तेल की सबसे अधिक खपत मीठी चीजों तथा ओरल केयर उद्योग में होती है। पैक सामानों की श्रेणी में कैंडी और चुइंग–गम उद्योग इसके दूसरे सबसे बड़े उपभोक्ता हैं, जो केवल बीयर उद्योग से पीछे हैं। 1998 से 2004 के बीच दुनिया भर में पुदीना आधारित उपभोक्ता उत्पादों की खपत 27 प्रतिशत बढ़ चुकी है। भारत, संयुक्त राज्य और चीन पुदीना तेल के सबसे बड़े उत्पादक हैं। उत्पादन की उच्च लागत पुदीना तेल के

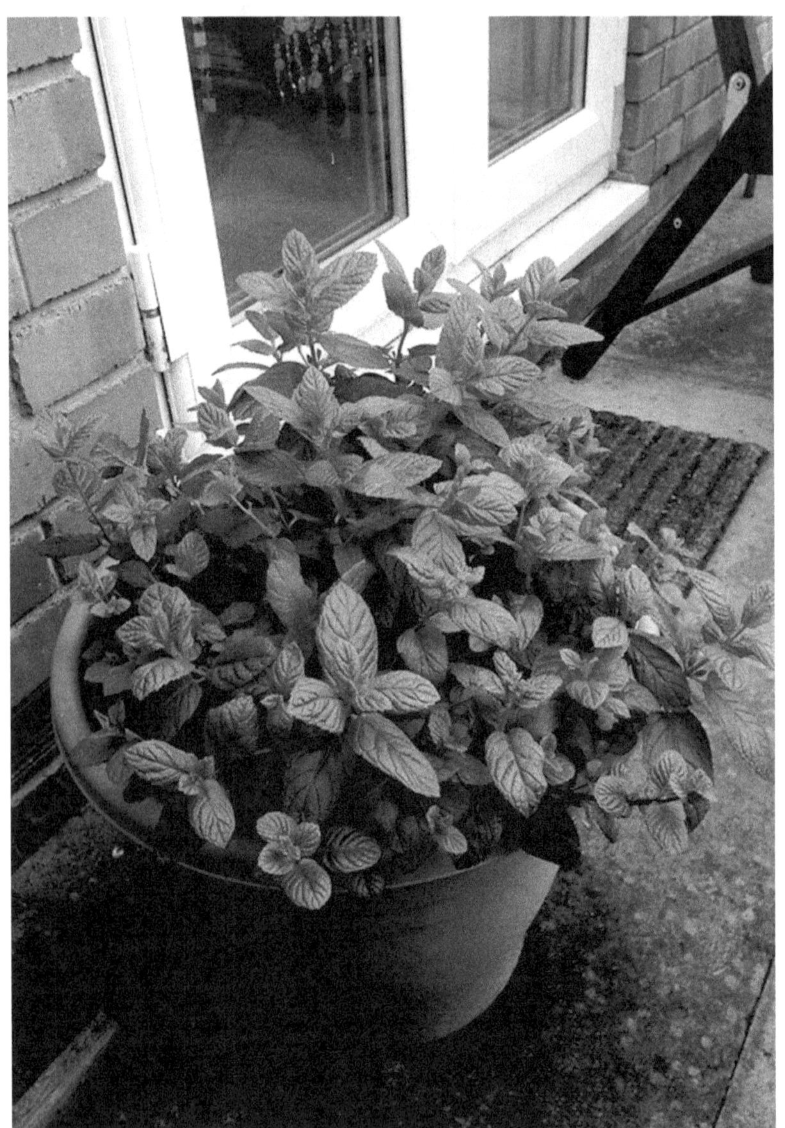

चित्र 29. मेंथा स्पिकेटा, सनी सिंह द्वारा

उत्पादन को प्रभावित करती है। 1997 में संयुक्त राज्य ने 6,400 मेट्रिक टन पुदीना तेल का उत्पादन किया था; 2005 में ये आंकड़ा गिरकर 4000 मेट्रिक टन पर पहुंच गया। ठीक इसी अवधि में भारत का उत्पादन दोगुना होकर 1,500 मेट्रिक टन तक बढ़ गया था। ज्यादातर पुदीना तेल का उत्पादन मेंथा पाइपेरीटा (पेपरमिंट), मेंथा स्पिकेटा (स्पियरमिंट) और मेंथा अर्वेन्सिस (जापानी पुदीना) से होता है। नीचे मौजूद तालिका में पुदीना तेल के अनुमानित वैश्विक उत्पादन की सूची दी गई है।

पुदीना तेल का अनुमानित वैश्विक उत्पादन

प्रजातियां	क्षेत्र (हेक्टेयर में)	कुल वैश्विक उत्पादन (मेट्रिक टन में)	प्रमुख उत्पादक देश
जापानी पुदीना	60,000	16,000	भारत, चीन, ब्राजील
पेपरमिंट	2,500	4,000	संयुक्त राज्य अमेरिका, फ्रांस, पूर्व सोवियत संघ, ब्राजील, भारत
बर्गेमोट मिंट	1,200	200	संयुक्त राज्य अमेरिका, ब्राजील, थाइलैंड
रिपयरमिंट	3,000	2,000	संयुक्त राज्य अमेरिका, चीन, पूर्व सोवियत संघ, भारत

स्रोत : एसेंशियल ऑयल एसोसिएशन ऑफ इंडिया (2001), विजन 2005

प्राचीन मिस्री लोग लोकप्रिय धूप कैफी में तथा खाने और वाइन में फ्लेवर के लिए पुदीने का प्रयोग करते थे, वे पेट संबंधी विकारों के उपचार में भी इसका उपयोग करते थे, यह उपचार आज भी प्रचलित है। प्राचीन

असीरियाई अपने अग्नि देवता से संबंधित अनुष्ठानों में इसे धूप की तरह इस्तेमाल करते थे। ग्रीक लोग पुदीने को आतिथ्य का प्रतीक मानते थे। वे इसे अपनी दावतों की मेजें साफ करने तथा स्नान को उत्तेजक बनाने के लिए इसका प्रयोग करते थे। ग्रीक योद्धा नहाने के बाद इसकी मसली हुई पत्तियां अपनी त्वचा पर रगड़ते थे, यह मानते हुए कि यह उनकी ताकत को बढ़ाएगा। रोमन और ग्रीक लोग पीने के पानी को ताजे पुदीने से सुगंधित बनाया करते थे। गुलामों को पुदीने के फ्लेवर वाली जौ के पानी से बनी टॉनिक पिलाई जाती थी ताकि उनकी सांस की ताजगी बनी रहे।

प्लीनी विद्यार्थियों को पुदीने की माला पहनाए जाने की वकालत करता था ताकि उनके दिमाग तेज हो सकें। अपने वाक कौशल को बेहतर बनाने तथा अपने मिजाज को दुरुस्त रखने के लिए सिनेटर पुदीने की टहनी लगाते थे। प्लीनी ने लिखा है कि पुदीना दिमाग और भूख को बढ़ाता है। रोमन लोग हाजमा ठीक रखने और सांस की ताजगी बनाए रखने के लिए पुदीने को सॉस में इस्तेमाल करते थे। प्लीनी, हिप्पोक्रेट्स और अरस्तू मानते थे कि पुदीना यौन इच्छाओं को हतोत्साहित करता है।

टैंग पेंग टाओ युग (लगभग 659 ई.) के चीनी चिकित्सा ग्रंथ पेट दर्द और छाती के दर्द के इलाज के तौर पर पुदीने का जिक्र करते हैं। हाजमे, सामान्य सर्दी–जुकाम और बदबूदार सांस को ठीक करने के लिए यह हर्ब अब भी इस्तेमाल होती है। प्राचीन यहूदी अपनी प्रार्थना सभाओं के फर्श और भीड़ भरे मंदिरों की ताजगी बनाए रखने के लिए पुदीने का प्रयोग करते थे। बाइबिल में पुदीने का उल्लेख दशमांश टैक्स वाली हर्ब्स के तौर पर किया गया है। ऐसा अनुमान किया जाता है कि पुदीना लास्ट सपर में इस्तेमाल की गई कड़वी हर्ब्स में से एक था।

मध्ययुग में यूरोपीय अपनी लम्बी समुद्री यात्राओं के दौरान कीट–पतंगों के दंश, हाजमे की दिक्कतों और पीने के पानी को ताजा रखने के लिए पुदीने की पत्तियों और डंठलों का इस्तेमाल करते थे। इसकी शीतल सनसनाहट मामूली जले–कटे और त्वचा की बेचैनी के उपचार में कारगर थी। यह सांस की समस्याओं, सरदर्द और बंद श्वसन मार्गों से भी राहत दिलाता था। 1790 में जॉर्ज तृतीय के शासनकाल के दौरान अल्टॉइड मिंट गोलियां तैयार की गई थीं। पुदीने की ये गोलियां उबली हुई चीनी से बनाई

जाती थीं और रोटरी टैबलेट प्रेस मशीन द्वारा काटकर उन्हें पूरे यूरोप और संयुक्त राज्य में बेचा जाता था। 1869 में थॉमस एडम्स ने पुदीने का चुइंग–गम इजाद किया। 1950 के दशक में पुदीने और कैंडी के संयोजन से सर्ट नामक एक उत्पाद तैयार किया गया। उसके बाद कॉपर ग्लूकोनेट और बिनौले के तेल से रेस्टिन नामक उत्पाद तैयार किया गया, जिसे माउथवास और माउथ फ्रेशनर के तौर पर बेचा जाता था।

तायारानी–नाजारन तथा अन्य (2013) ने ऐसा संकेत दिया है कि *मेंथा स्पिकेटा* और *मेंथा पाइपेरीटा,* दोनों ही तेलों का कीमियोथेरेपी के मरीजों पर वमनरोधी प्रभाव होता है। चूहों पर किये गए इस तेल के परीक्षण से पता चलता है कि इसमें एंटीट्यूमर गुण होते हैं (हाजीगासेमी, 2011)। काजेमी, रोस्तमी और शैफेई द्वारा किये गए अध्ययन (2012) बताते हैं कि *मेंथा पाइपेरीटा* में एंटीबैक्टीरियल और एंटीफंगल सक्रियता देखी गई है, हालांकि *मेंथा स्पिकेटा* के मुकाबले वह कम सक्रिय है। परखे गए तत्वों में सबसे अधिक एंटीबैक्टीरिल और एंटीफंगल सक्रियता कार्वोन के भीतर मिली है।

नोजहत (2014) ने खुलासा किया है कि नर चूहों के प्रजनन तंत्र, प्रजनन क्षमता अथवा संततियों की संख्या पर स्पियरमेंट का कोई विशेष विषाक्त प्रभाव नहीं होता; हालांकि स्पियरमिंट चाय की अत्यधिक मात्रा प्रजनन क्षमता को प्रभावित कर सकती है। अध्ययन यह संकेत देता है कि स्पियरमिंट रक्त के फ्री टेस्टोस्टेरोन स्तर में कमी ला देता है, लेकिन कुल टेस्टोस्टेरोन तथा **DHEA** स्तर पर कोई प्रभाव नहीं करता। यह एक ऐसा गुण है जो महिलाओं में हर्सुटिज्म के इलाज में मदद कर सकता है।

कहा जाता है कि स्पियरमिंट तेल गैस की समस्या, कब्ज, उल्टी और मितली से राहत दिलाने के चलते पाचन तंत्र के लिए और साथ ही साथ खांसी, ब्रोंकाइटिस, अर्थगा, नजला और साइनस जैसी श्वसन संबंधी समस्याओं के लिए भी फायदेमंद है। इसे मीठी चीजों (उदाहरण के लिए, मिल्कशेक और चुइंग–गम) में फ्लेवर के लिए (खासकर उत्तरी अमेरिका में) और पर्सनल केयर उत्पादों में इस्तेमाल किया जाता है (जैसे, टूथपेस्ट में)।

पेपरमिंट का तेल म्यूकोसा और त्वचा पर एक शीतल सनसनी का एहसास जगाता है और शरीर को सुकून देता है। अरोमाथेरेपी में इसे दुखती

मांसपेशियों और सरदर्द से निजात के लिए इस्तेमाल किया जाता है। रोगाणुरोधी शक्ति और सुगंध के कारण इसे सफाई उत्पादों में भी मिलाया जा सकता है। दालचीनी, यूजेनॉल, जेरेनियम, पेपरमिंट और नींबूघास के तेलों के मिश्रण से बना मच्छरों को दूर भगाने वाला एक कार्बनिक तेल बाजार में बिकता भी है। पुदीने के ये इस्तेमाल प्राचीन मिस्री, ग्रीक, रोमन और यहूदियों से मिलते–जुलते हैं।

मेंथा पाइपेरीटा व्यापक तौर पर हर्टबर्न, मितली, उल्टी, मॉर्निंग सिकनेस, इरिटेबल बाउल सिंड्रोम, ऐंठन, पेट की बेचैनी, डायरिया, लीवर और गाल ब्लैडर की दिक्कतों तथा ऐंडोस्कोपी के दौरान होने वाले स्पैज्म (अंग संकुचन) समेत हाजमे की समस्याओं से राहत के अलावा एक उत्तेजक के तौर पर भी इस्तेमाल किया जाता है। कौशिक तथा अन्य (2013) ने लीवर में रेडियो–लेसंस और एब्नॉर्मल हिपेटोसाइट्स के विकास को नियंत्रित करने में मेंथा पाइपेरीटा की पत्तियों के अल्कोहलिक अर्क की हिपेटोप्रोटेक्टिव क्षमता की पुष्टि की है। वे इस क्षमता का श्रेय इसके एंटीऑक्सिडेंट और ऐंटीपेरॉक्सिडेंट गुणों को देते हैं। फोर्ड तथा अन्य (2008) की सलाह है कि इरिटेबल बाउल सिंड्रोम के लिए चिकित्सक प्राथमिक इलाज के तौर पर पेपरमिंट तेल, फाइबर और एंटीस्पैज्मोडिक्स की सिफारिश करें। हालांकि पेपरमिंट तेल हर्टबर्न पैदा कर सकता है, इसलिए बाइल डक्ट ऑब्सट्रक्शन, गाल ब्लैडर की सूजन तथा लीवर की गंभीर बीमारी से पीड़ित मरीजों को इसका प्रयोग न करने की सलाह दी जाती है।

गैस्ट्रोइन्टेस्टाइनल रिफ्लक्स के मरीजों को सावधानी बरतने की सलाह दी गई है (लांगवुड हर्बल टास्क फोर्स; http://www.longwoodherbal. org/peppermint/peppermint.pdf)। छोटे बच्चों और नवजात शिशुओं की नाक के नीचे मेंथॉल उत्पादों को नहीं लगाया जाना चाहिए क्योंकि यह दम घुटने का खतरा पैदा कर सकता है। पेपरमिंट को **USFDA** द्वारा ''सामान्यतः सुरक्षित मानी गई'' श्रेणी में रखा गया है और इसके कुछ ही साइड इफेक्ट हैं। हालांकि 1990 में **FDA** ने बिना निर्देश के खरीदी जा सकने वाली (ओवर दी काउंटर) हाजमे की दवा के रूप में पेपरमिंट तेल की बिक्री पर रोक लगा दी थी, क्योंकि इसके प्रभाव की पुष्टि नहीं हुई थी। इसे पूरक खाद्य–पदार्थ के रूप में बेचा जाता है जिसे बाजार में उतारने के लिए **FDA** की मंजूरी नहीं चाहिए होती और यह दावा भी नहीं किया जा सकता

कि यह किसी बीमारी की रोकथाम अथवा इलाज में कारगर है।

इस्कान तथा अन्य (2002) ने बायो–ऑटोग्रॉफी आधारित जांच के जरिये मेंथॉल की एंटीमाइक्रोबॉयल सक्रियता प्रदर्शित की है। जयकुमार तथा अन्य (2011) ने भी पेपरमिंट तेल में प्रबल ब्रॉड–स्पेक्ट्रम एंटीबॉयोटिक सक्रियता की क्षमता पाई है जो कुछ एलोपैथिक एंटीबायोटिक दवाओं से तुलनीय है। गंभीर डिजेनेरेटिव बीमारियों से उत्पन्न होने वाले खतरों की रोकथाम तथा इलाज में भी मनुष्यों द्वारा पेपरमिंट तेल का इस्तेमाल फायदेमंद पाया गया था (बारबाल्हो तथा अन्य, 2011)।

होम्योपैथिक इलाज के चिकित्सकीय परीक्षणों से प्राप्त परिणामों में श्वसन तंत्र पर *मेंथा पाइपेरीटा* का उल्लेखनीय प्रभाव दिखाई देता है (चक्रवर्ती तथा अन्य, 2008)। ताहेर (2012) ने चूहों पर इस तेल के दर्द निवारक गुणों को जांचा और सत्यापित किया है। क्लिगलेर तथा अन्य (2007) ने ऐसे दो परीक्षणों को उद्धृत किया है जो तनाव जनित सरदर्द से राहत दिलाने में पेपरमिंट तेल की प्रभावोत्पादकता को दर्शाते हैं। एक परीक्षण में यह पाया गया कि पेपरमिंट तेल उतना ही असरदार है जितनी कि एसिटामिनोफेन (टीलेनॉल, पैरासिटामॉल)।

रूसोस और हिर्स (2014) ने पाया कि कि एलीएसियस माइग्रेन से पीड़ित लोगों को ''पेपरमिंट के साथ नोज प्लग तथा प्रतिरोधी उत्तेजना, सरदर्द और संबंधित लक्षणों से बचाती है।'' एलिएसियस माइग्रेन प्याज, लहसुन और अन्य गांठ वाले (आमतौर पर गंध वाले) पौधों की वजह से होता है। पेपरमिंट गर्भ के दौरान महसूस होने वाली मितली और उल्टी के इलाज में भी इस्तेमाल होता है, हालांकि इस गुण की पुष्टि करने वाले अध्ययन या तो अपूर्ण हैं या फिर अंतर्विरोधी हैं।

जैसे ही आधुनिक संचार माध्यम, परिवहन, संस्कृति और खान पान की आदतें महाद्वीपों के आरपार फैलनी शुरू हुईं, वैसे ही पिज्जा हट, मैकडोनॉल्ड्स और केंटकी फ्राइड जैसी जगहों के फास्ट फूड लोकप्रिय होते चले गए तथा एशिया, अफ्रीका, यूरोप और उत्तरी एवं दक्षिणी अमेरिका के खान–पान के विविध तौर–तरीके बदलने लगे। संभवतः दुनिया के सभी हिस्सों के हर्ब्स और मसालों को समेटने वाली एक नई वैश्विक पाक कला का उभार हो रहा है। एशिया की प्राचीन हर्बल चिकित्सा पद्धति, खासकर पारम्परिक चीनी चिकित्सा और आयुर्वेद को संयुक्त राज्य तथा यूरोप में

लोकप्रियता मिल रही है।

अमेरिकी और यूरोपीय बाजारों में फिलहाल बहुत से हर्बल नुस्खे बिक रहे हैं, मुख्यतः पौष्टिक पूरक पदार्थों के रूप में। इत्र, क्रीम और सौंदर्य प्रसाधन के अन्य उत्पादों में हर्बल फार्मूले दिन–ब–दिन लोकप्रिय होते जा रहे हैं। अमेरिकन हर्बल प्रोडक्ट्स एसोसिएशन ने 1,000 से अधिक कंपनियों को सदस्य के तौर पर शामिल किया है, जो अमेरिका और कनाडा में हर्ब्स की बढ़ती लोकप्रियता का एक प्रमाण है। हालांकि हर्ब उद्योग को **USFDA** जैसी संस्थाओं तथा अन्य प्रबंध निकायों से मंजूरी के लिए आधुनिक वैज्ञानिक तौर–तरीकों और प्रक्रियाओं के साथ आगे बढना होगा।

संदर्भ ग्रंथ

ई. ए. अल–सुहैमी, (2008), इफेक्ट ऑफ कोरिएंडर सैटिवम, ए कॉमन हर्बल मेडिसिन, ऑन एंडोकाइन एंड रीप्रोडक्टिव ऑर्गन स्ट्रक्चर एंड फंक्शन, *दी इंटरनेट जर्नल ऑफ अल्टरनेटिव मेडिसिन, 7*(2)

ए.डाइडेरिशन, (1996), कोरिएंडर *(कोरिएंडर सैटिवम एल.) प्रमोटिंग दी कंजर्वेशन एंड यूज ऑफ अंडरयूटिलाइज्ड एंड निगलेक्टेड क्रॉप्स,* 3 गेटर्सलेबेन, जर्मनी, रोम, इंस्टिट्यू ऑफ प्लांट जेनेटिक्स एंड क्रॉप प्लांट रिसर्च, इन्टरनेशनल प्लांट जेनेटिक रिसोर्स इंस्टिट्यूट

ए.हक तथा अन्य (1999), इम्युनोमॉड्युलेटरी इफेक्ट ऑफ निगेला सेटिवा प्रोटीन्स फ्रैक्शनेटेड बाई ऑयन एक्सचेंज क्रोमेटोग्रैफी, *इंटरनेशनल जर्नल ऑफ इम्युनोफार्माकोलॉजी, 21*(4), 283–295

एच. होसइन्जादेह तथा एम. नसीरी–अस्ल (2013), एविसेन्नाज (इब्न सीना) दी कैनन ऑफ मेडिसिन एंड सैफ्रॉन (क्रोकस सैटिवस) : ए रिव्यू *पाइथोथेरेपी रिसर्च, 27*(4), 475–483

एच.एस. अल–अब्हार, डी.एम.अब्दल्ला, एस.सालेह (2003), गैस्ट्रोप्रोटेक्टिव एक्टिविटी ऑफ *निगेला सेटिवा* ऑयल एंड इट्स कांस्टिटुएंट, थाइमोक्विनोन, अगेन्स्ट गैस्ट्रिक मस्कोजल इंजरी इंड्यूस्ट बाई इश्चेमिया/रेपर्फ्यूजन इन रैट्स, *जर्नल ऑफ एथनोफार्माकोलॉजी, 84*(2–3), 251–258

एच.बी.साहू तथा अन्य (2014) एंटी–डायरोइयल इन्वेस्टिगेशन फ्रॉम अक्वीयस एक्सट्रेक्ट ऑफ क्युमिन सिमिनम लिन. सीड इन अल्बीनो रैट्स, *फार्माकॉग्नोसी रीसर्च,* 6(3), 204–209

एफ.हाजीगासेमी, (2011), साइटोटॉक्सिक इफेक्ट ऑफ *मेंथा स्पिकेटा* अक्वीयस एक्सट्रेक्ट ऑन कैंसरस सेल लाइन्स इन विट्रो, जर्नल ऑफ मेटिसिनल प्लांट रिसर्च, 5(20), 5142–5147

एम.एच. डाडा तथा एम.एस.अब्देल रहमान, (1998) हिपेटोप्रोटेक्टिव एक्टिविटी ऑफ थाइमोक्विनोन इन आइसोलेटेड रैट हिपेटोसाइट्स, *टॉक्सिकोलॉजी लेटर्स,* 95(1), 23–29

एम.काजेमी, एच.रोस्तमी तथा एस.सैफेई, (2012), एंटीबैक्टीरियल एंड एंटीफंगल एक्टिविटी ऑफ सम मेडिसिनल प्लांट्स फ्रॉम ईरान, *जर्नल ऑफ प्लांट साइंसेज,* 7, 55–66

एम.बोकेइयन तथा अन्य, (2014), एंटीबैक्टीरियल ऐक्टिविटीज ऑफ *क्युमिनम सिमिनम* लिन. एसेंशियल ऑयल अगेन्स्ट मल्टी–ड्रग रेसिस्टेंट *एश्रेचिया कोली, इंटरनेशनल जर्नल ऑफ इन्फेक्शन, 1*(1), ई18739

एम.सय्याह, ए.माहबौबी तथा एम.कमलीनेजाद, (2002), एंटीकांसल्वैंट इफेक्ट ऑफ दी फ्रूट एसेंशियल ऑयल ऑफ *क्युमिनम सिमिनम* इन माइस, *फार्मास्यूटिकल बॉयोलॉजी, 40*(6), 478–480

एस.डेराक्शान, एम.सटारी तथा एम.बिग्डेली, (2010), इफेक्ट ऑफ क्युमिन (*क्युमिनम सिमिनम*) सीड एसेंशियल ऑयल ऑन बॉयोफिल्म फॉर्मेशन एंड प्लासमिड इंटिग्रिटी ऑफ *क्लेब्सिएला न्युमोनिया, फार्माकॉग्नोसी मैग्जीन, 6*(21), 57–61

के.ई. एल ताहिर, एम.एम.अशौर, एम.एम.अल–हर्बी (1993), दी कॉर्डियोवस्कुलर एक्शन ऑफ वोलेटाइल ऑयल ऑफ दी ब्लैक सीड (*निगेला सेटिवा*) इन रैट्स : एलुसिडेशन ऑफ दी मैकेनिज्म ऑफ एक्शन, *जनरल फार्माकोलॉजी, 24*(5), 1123–1131

जेड.कियासलारी, एम.खलीली, एम.रोगानी तथा ए.सादेगियन, (2012), एंटीपिलेप्टिक एंड एंटीऑक्सिडेंट इफेक्ट ऑफ ब्रेसिका निग्रा ऑन पेन्टिलेनेटेट्राजोल—इन्ड्यूस्ड किन्डलिंग इन माइस, *ईरान जर्नल ऑफ फार्मास्युटिकल रिसर्च,* *11*(4), 1209—1217

टी.तिरुमलाई, एस.वी.थेरासा, ई.के.एल्युमलाई तथा ई.डेविड (2011), हाइपोग्लाइसेमिक इफेक्ट ऑफ ब्रेसिका जुन्सी (सीड्स) ऑन स्ट्रेप्टोजोटोसिन इन्ड्यूस्ड डाइबेटिक मेल अल्बीनो रैट. *एसियन पेसिफिक जर्नल ऑफ ट्रॉपिकल बॉयोमेडिसिन,* *1*(4), 323—325

डी.स्टोइन, एफ.राडू एम—ए पोइयाना तथा डी. डुगारू (2007), एंटीबैक्टीरियल एक्टिविटी ऑफ ईसोथियोसिनेट्स, एक्टिव प्रिंसिपल इन *ब्रेसिका निग्रा सीड्स,* (**IV**), युनिवर्सिटेटी दे स्टीन्टे एग्रीकोली सी मेडिसिना वेटेरिनारा इयासी

पी. रणसिंहे तथा अन्य, (2012), एफीकेसी एंड सेफ्टी ऑफ 'ट्रू' सिनेमन (*सिनेमोमम जिलैनिकम*) ऐज ए फार्मास्युटिकल एजेंट इन डाइबेट्स : ए सिस्टेमेटिक रिव्यू एंड मेटा—एनालिसिस, *डाइबेट्स मेडिसिन 29* (12), 1480—1492

पी. रणसिंहे तथा अन्य, (2013), मेडिकल प्रॉपर्टीज ऑफ 'ट्रू' सिनेमम (*सिनेमोमम जिलैनिकम*) : ए सिस्टेमेटिक रिव्यू, *बीएमसी कॉम्प्लिमेंट्री एंड अल्टरनेटिव मेडिसिन,* *13*, 275

पी.कौशिक तथा अन्य, (2013) स्टडी ऑफ मेंथा पाइपेरीटा अगेन्स्ट गामा रेडियेशन इन माइस, *ऑक्सिडेंट्स एंड एंटीऑक्सिडेंट्स इन मेडिकल साइंस,* *2*(4), 285—295

बी. शान, वाई.जेड.काई, जे.डी.ब्रूक्स तथा एच.कूक, (2007) एंटीबैक्टीरियल प्रॉपर्टीज एंड मेजर बॉयोएक्टिव कम्पोनेन्ट्स ऑफ सिनेमन स्टिक (सिनेमोमम बरमेनी) : एक्टिविटी अगेंस्ट फूडबोर्न पैथोजेनिक बैक्टीरिया, *जर्नल ऑफ एग्रीकल्चरल एंड फूड केमिस्ट्री,* *55*(14), 5484—5490

यू तथा अन्य, (2010), *सिनेमोमम कैसिया* बार्क इन टू हर्बल फार्मूलाज इंकीजेज लाइफ स्पैन इन कैनोरहैब्डिटिस एलीगन्स वाया इन्सूलीन सिग्नलिंग एंड स्ट्रेस रिस्पांस पाथवेज, *पीएलओएस वन,* 5(2), ई 9339

ली तथा अन्य, (2014), ट्रेडीशनल, फॉमूला, मॉडर्न अप्लीकेशन : चाइनीज मेडिसिन फॉर्मूला सिनि टैंग इम्प्रूव्स अर्ली वेन्ट्रिकुलर रीमॉडेलिंग एंड कार्डिएक फंक्शन ऑफ्टर मायोकॉर्डियल इनफार्क्शन इन रैट्स, *एवीडेंस—बेस्ड काम्प्लिमेंट्री एंड अल्टरनेटिव मेडिसिन,* 2014, 141938

वाई.ए. ताहिर (2012), एंटीनोसिसेप्टिव ऐक्टिविटी ऑफ *मेंथा पाइपेरीटा* लीफ अक्वीयस एक्सट्रेक्ट इन माइस, *लिबियन जर्नल ऑफ मेडिसिन,* 7, 16205, डीओआई : 10.3402/ljm.v7i0.16205

सी.यू. राजेश्वरी, एस.सीरी तथा बी.ऐंडालू (2012), एंटीऑक्सिडेंट एंड एंटीआर्थरीटिक पोटेंसियल ऑफ कोरिएंडर (*कोरिएंडर सैटिवम* एल.) लीव्स, *ई.एसपीईएन जर्नल,* 7(6), ई 223—ई228